KB233667

자 기 면 역 질 환

아토피 피부염을 극복한 체험담

자 기 면 역 질 환

아토피 피부염을 극복한 체험담

이준호 감수

건강다이제스트 社

한 번이라도 정독하기를 희망합니다

1. 국내에서도 아토피 피부염에 관한 임상 실험이 완료되었습니다.

중앙대학교병원에서 아토피 피부염 환자를 대상으로 임상 시험을 끝내고 2008년 10월, 11월 두 차례에 걸쳐 '대한피부연구학회' 주최 학술 발표를 하였습니다. 이 결과에 미국, 유럽, 일본 등의 전문 의사들이 놀라고 있으며, 94년 임상시험을 한 중국 상하이 화동병원 관계자도 약이 아니면서 부작용 없이 피부과 질환의 개선에 큰 도움이 되는 것에 놀라워했습니다. 현대 의학을 창시한 히포크라테스의 건강 진리인 "음식으로 고치지 못하는 병은 의사도 고치지 못한다."라는 진리를 재삼 실감하고 있습니다.

2. 78년 간의 연구 개발이 증거, 증빙으로 입증되었습니다.

일본의 두뇌 집단인 이화학연구소, 미국 뉴호프 의학 연구소, 일본 5개 대학 및 연구소, 중국의 유명한 상하이 화동병원의 임상 결과 등 수많은 외국 의사들의 현장 의료 임상 보고서 등은 결코 부정할 수 없습니다. 비피더스균 등 16종류로 공서배양 (국제발명특허)한 유산균생산물질을 분석해 보니 아미노산, 펩피드, 이소플라본, 사포닌, 천연비타민, 미네랄, 지방산, 핵산, 올리고당 등 1,000여 가지 이상의 성분들이 단 6개월 만으로, 또한 일정량으로 환자의 경중에 관계없이 변비, 피부과 질환은 물론 암, 난치병까지도 85% 이상의 환자에게 탁월한 효과가 있는 것으로 임상 결과 확인되었습니다.

3. 몸은 호메오스타시스를 유지하려는 특성상 자연치유력을 통해 건강한 상태로 되돌아 갑니다.

사람의 몸은 이상이 발생했다고 해도 호메오스타시스(항상성)를 유지하려는 특성상 자연 치유력을 통해 건강한 상태로 되돌아갑니다. 이러한 자연 치유력(면역력)을 강화시킬 수 있는 방법 중 하나가 바로 비피더스균, 유산균 등 유익균 1조 마리 이상의 제품을 매일 섭취하는 것입니다. 이것은 시판 요구르트로 계산하면 10리터(반말)의 양에 해당합니다. 또한, 하루에 10리터의 양을 마신다고 해도, 요구르트 균으로 쓰는 서모필러스균, 불가리아균, 비피더스균 등 살아있는 균은 몸 속으로 들어가면서 위산과 열에 의해 균사체가 되어, 알려져 있는 것처럼 사람의 장 속에서 증식하는 확률은 매우 희박합니다. 살아있는 균으로 도달한다 하더라도 사람마다 자생하는 유익균의 종류가 다르고 균이 예민하기 때문입니다.

미국 식품 위생법이 우리나라와 달리 유산균 발효유(요구르트)가 생균이어야 한다라는 규정이 없는 것도 이 때문이라고 할 수 있습니다.

이러한 상황을 고려해 볼 때 자연치유력을 높일 수 있는 대안은 바로 농축된 유산균생산물질이라고 할 수 있을 것입니다. 20년 동안의 수많은 체험자, 임상 결과, 그리고 전문의들의 현장 의료 임상 보고서 등이 이를 실증하고 있습니다.

> "아무리 훌륭한 의사를 만나서 완치가 되었다고 하더라도 내 몸의 자연치유력(면역력)이 없다면 재발·전이된다."

이 말에 공감하시는 분들께 참고가 되실 수 있기를 바랍니다.

㈜세이겐 코리아

회장 **이 준 호**

010)2040-4789

CONTENTS

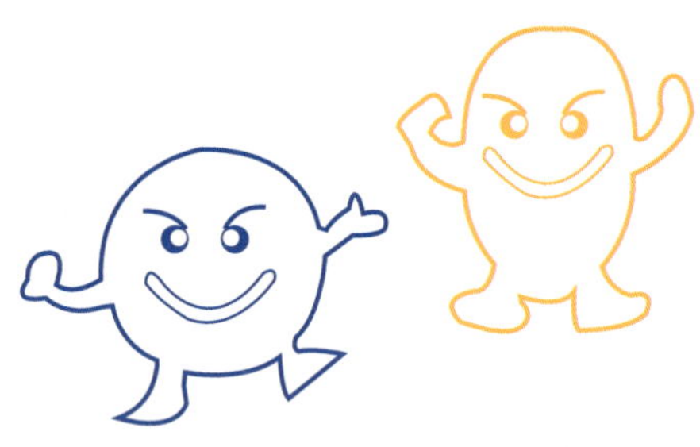

제 4 장 유산균생산물질의 성분과 작용

제 5 장 유산균생산물질의 의학적인 증명

부록

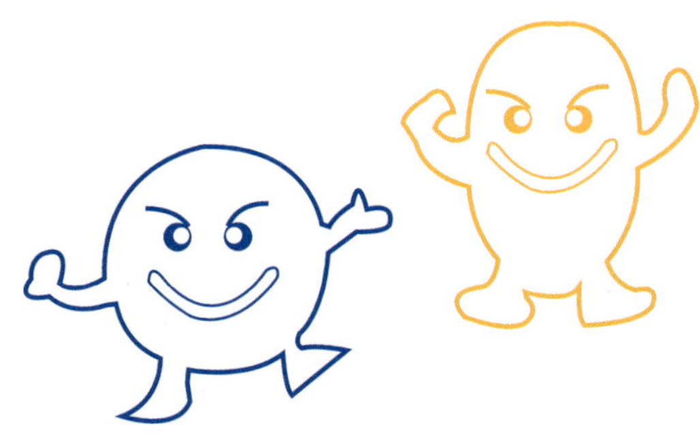

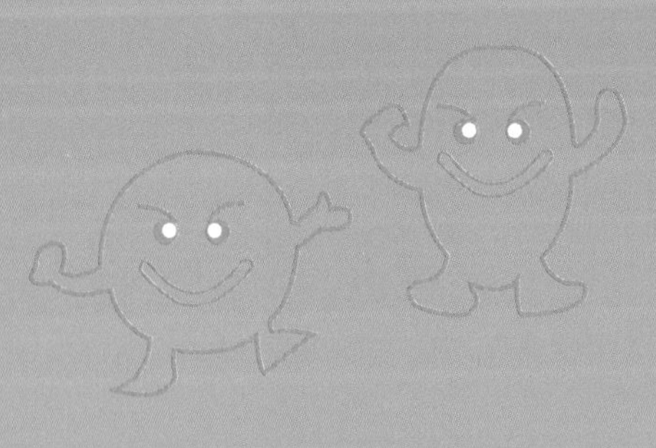

제 1 장

아토피 피부염, 여드름, 화상, 상처, 탈모증은
장내 세균을 유익균으로…

- 장은 건강의 기본…
  장을 다스려 체질부터 개선해야 합니다.

- 장 속 '유익균'의 숫자가 많을수록
  건강이 보장됩니다.

- 장 속에 유익균이 지배하는 환경을 만들어 주세요.

- 아토피 피부염… 장내 세균을
  유익균이 지배해야 합니다.

- 아무리 훌륭한 의사를 만나도 내 몸의
  자연 치유력이 없다면 '무용지물'

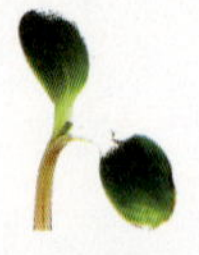

장은 건강의 기본…
장을 다스려 체질부터 개선해야 합니다

인간은 살아가기 위해 음식을 섭취합니다. 우리 몸을 이루고 있는 혈액과 하나하나의 세포를 만들어내기 위한 영양분이 혈액과 세포로 변환되기까지의 과정을 소화·흡수라고 하며, 그 과정은 매우 복잡하고 정교하게 이루어져 있습니다.

우리들 몸속의 위나 장 등의 장기는 어느 하나 필요하지 않은 것이 없으며, 각자가 일종의 화학공장과도 같은 기능을 담당하고 있습니다.

그 중에서도 가장 중요한 역할을 담당하고 있는 것이 바로 장입니다. 이는 소장에서 최종적으로 분해된 영양소가 장벽을 지나 간장에 흡수되고, 이곳에서 혈액과 세포의 근원으로 변환되기 때문입니다.

만일 소장에서 흡수되는 영양소에 조금이라도 유해 물질이 섞여 있거나, 소장 자체가 정상적인 역할을 하지 못한다면 건강한 혈액과 세포가 만들어지지 못하는 것입니다. 예로부터 장은 건강의 기본이라고 일컬어지는 것도 바로 이러한 이유 때문입니다.

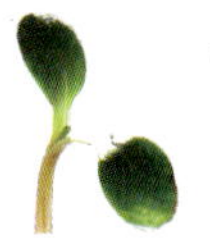

장 속의 '유익균' 숫자가
많을수록 건강이 보장됩니다

우리 몸이 건강할 때에는 소장으로부터 양질의 영양소가 흡수됩니다. 양질의 영양소는 깨끗하고 건강한 혈액과 세포를 만드는 데 있어 매우 중요하기 때문에 장 속을 언제나 건강한 상태로 유지해 주는 것이 중요합니다. 그 역할을 바로 장내 세균이라고 불리는 미생물이 담당하고 있습니다.

장 속에는 그 종류가 100여 종이 넘으며, 무려 100여 조 마리의 세균이 장내 세균총(장내 플로라)이라고 불리는, 마치 꽃밭과도 같은 곳에 밀집되어 살고 있습니다. 이 세균들은 크게 인간에게 유해한 유해균과 이를 물리쳐 주는 유익균으로 나누어집니다. 유해균의 대표적인 예로는 대장균과 웰치균이 있는데 이 균들은 장 속에 들어온 영양소를 부패시켜 독소와 발암 물질을 만들어냅니다. 이와 반대로 유산균과 비피더스균 등은 유익균입니다. 유익균이라고 불리는 이유는 몸 안에서 유익한 역할을 해내기 때문이지만 특히 유해균이 증식하여 장 속을 지배하지 못하도록 물리쳐 주는 역할을 하고 있기 때문입니다. 따라서 건강하려면 유익균의 수를 늘려서 구석구석 관리를 해주어야만 하는 것입니다.

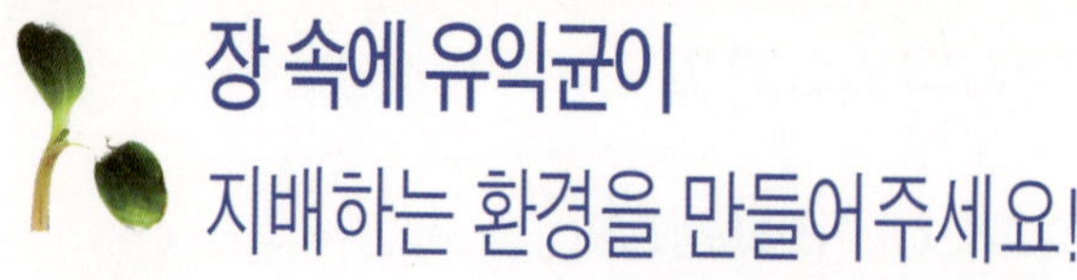

장 속에 유익균이
지배하는 환경을 만들어주세요!

우리의 몸은 호메오스타시스(항상성)를 유지하려는 조절작용에 의해서 정상적인 기능을 하도록 유지되고 있습니다. 그러한 조절기능이 저하되면 항상성이 유지되지 못하고 알레르기나 자기면역질환, 염증성질환, 대사질환 등의 면역질환이 초래됩니다.

그러나 현대 사회는 건강을 유지하려고 해도 호메오스타시스를 저해하는 각종 스트레스 및 유해한 환경 호르몬, 불안한 식자재에 그대로 노출되어 있는 것이 현실입니다.

그러나 식습관은 관심을 가지면 얼마든지 개선할 수 있습니다. 비피더스균 등 유익균이 먹고 사는 섬유질이 많은 곡류나 다시마, 미역, 김 등 수용성 섬유가 많은 해초류, 과일 등을 많이 섭취하는 것이 좋습니다. 또한 유해균이 먹고 사는 생선·육류의 단백질 등을 섭취할 때에는 유익균이 먹고 사는 음식과 꼭 밸런스를 맞춰주는 것입니다.

이러한 식습관의 변화만으로도 장 속의 유익균의 증식을 돕고 유해균을 몸 밖으로 배출시켜 장 속에 유익균이 지배하는 환경을 만들어 줄 수 있는 것입니다.

아토피 피부염…
장내 세균을 유익균이 지배해야 합니다

자기면역질환이라고 일컬어지는 아토피 피부염. 체질을 개선하는 방법은 여러 가지가 있지만 현실적으로 실천하기가 쉽지 않은 것이 사실입니다. 그러나 아토피 피부염을 극복하려면 자기면역력을 높이는 데 큰 도움을 주는 장내 세균만은 유익균이 지배하도록 하십시오. 이를 위해 아래의 사항은 꼭 실천하여 주시기 바랍니다.

① 적당한 운동

② 현미밥 위주의 식사에

  + 껍질째 먹을 수 있는 곡류

  + 껍질째 먹을 수 있는 과일

  + 다시마, 미역, 김 등 해초류

  + 늙은 야채류

* 유익균들은 곡류 속의 당질(올리고당), 과일에 들어있는 펩틴, 해초

류의 수용성 섬유를 먹고 살며, 또한 불용성 섬유에 서식하기 때문입니다.

③ 생선, 육류를 섭취할 경우는 ②번의 식품류와 밸런스를 꼭 맞출 것

④ 유산균 생산물질을 매일 3회 이상(1조마리) 섭취할 것

⑤ 방귀 또는 변의 냄새가 독하면 반드시 반성할 것

* 독한 냄새는 유해균(웰치균)들이 장내 세균을 장악하고 있다는 증거입니다. 유익균을 위한 식사를 하였는지, 유해균을 위한 식사를 하였는지 꼭 체크해보시기 바랍니다.

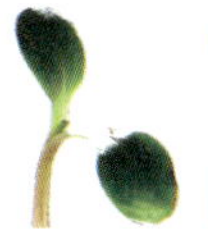

아무리 훌륭한 의사를 만나도…
내 몸의 자연치유력이 없다면 '무용지물'

아무리 훌륭한 의사를 만나 성공적인 수술 등을 받았다 하더라도 내 몸의 자연치유력이 없다면 재발하거나 전이될 수밖에 없는 것이 현실입니다. 하지만 현대의학에서는 자연치유력에 대해서는 적극적으로 언급하지 않은 채 외과적인 치료와 약물을 통해 주로 치료합니다.

그렇기 때문에 우리의 몸은 능동적으로 자기면역력을 높이지 못한 채 외부의 약물에 의존하는 수동적인 상태가 되고 있습니다.

특히 만성질환이나 생활습관병은 현대의학만으로는 해결하기 어려운 상황이 되었는 데도 불구하고 약에만 의존하여 결국에는 약이 약을 부르는 부작용이 속출하고 있습니다.

이것은 지금까지 자연치유력을 높이는 대체의료에 대한 과학적인 근거자료가 없었기 때문입니다. 그저 이것이 좋다더라, 저것이 좋다더라 하는 등 구설에만 의존해왔기 때문입니다.

그 결과 자연치유력을 높이는 대체의료 자체에 대해 객관적인 신뢰성을 인정받을 수 없었던 것입니다.

하지만 유산균 생산물질은 화동병원이라는 중국 최고 지도자 등소평 등 고급 간부들의 단골병원이며, 현대의료와 대체의료의 통합치료를 행하는 세계적 선두병원에서 피부질환자, 소화기암, 호흡기질환, 고혈압증, 소화기질환, 내분비계질환(당뇨병) 등 200여 명을 대상으로 임상실험을 하였습니다.

그 결과 한 사람도 부작용 없이 회복되었고, 그 결과에 전세계 전문의사들도 매우 놀라워했습니다. 또한 유산균 생산물질에 대해서는 상해 노인병원연구소에서 노인환자의 보건기능에 관하여 임상하였고, 화동병원의 자료 및 그동안의 임상자료를 토대로 미국에서 IRB의 승인을 받아 암환자 120명을 대상으로 주정부의 협력 하에 임상 실험 중입니다.

국내에서는 특별히 중앙대학교병원에서 아토피 피부염 환자를 대상으로 임상 실험을 하였습니다. 과학적인 근거를 바탕으로 한 대체의료는 능동적인 내 몸의 자연치유력을 높이는 데 도움을 줄 것이며, 현대의료와 함께 통합의료의 길을 열 것입니다.

유산균생산물질은 중국 화동병원에서
피부질환자, 소화기암, 호흡기질환 등
200여 명을 대상으로 한
임상실험에서 놀라운 개선
효과를 나타냈다.

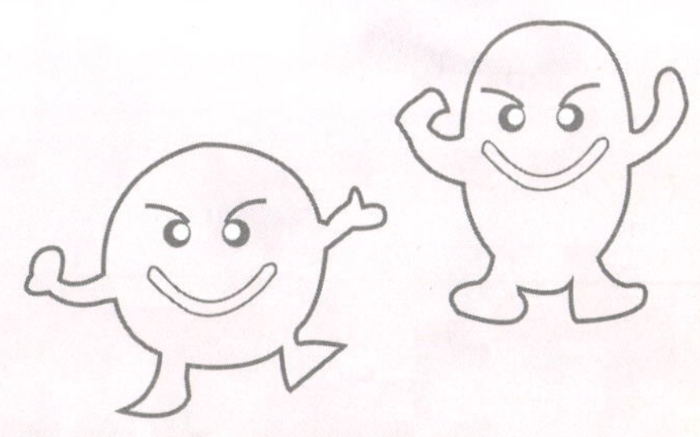

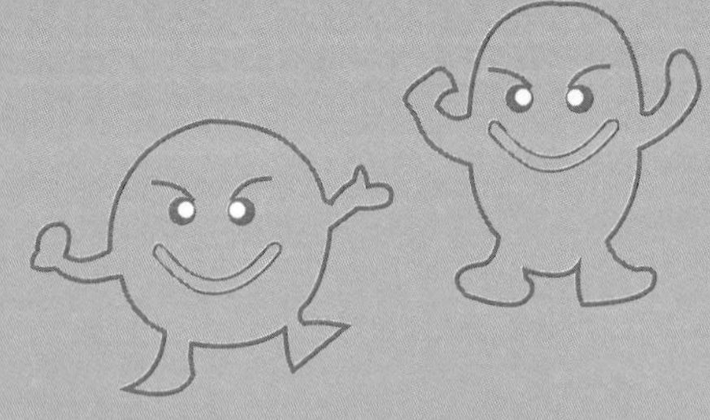

제 2 장
아토피 피부염을 이겨낸 사람들
-국내 체험담-

- 격렬했던 아토피와의 싸움에서 이기고…
- 직장도 그만두고 부부가 같이 보살펴야 할 만큼 심했던 두 딸의 아토피
- 새집증후군으로 인한 아토피와의 싸움
- 아이의 피부가 너무 깨끗해져 꿈만 같아요!
- '세이겐'은 새로운 삶을 준 고마운 인연…
- 아토피, 결론은 완치라는 것을 알기에…
- '또 속았네' 생각하고 한 번 믿어보세요!

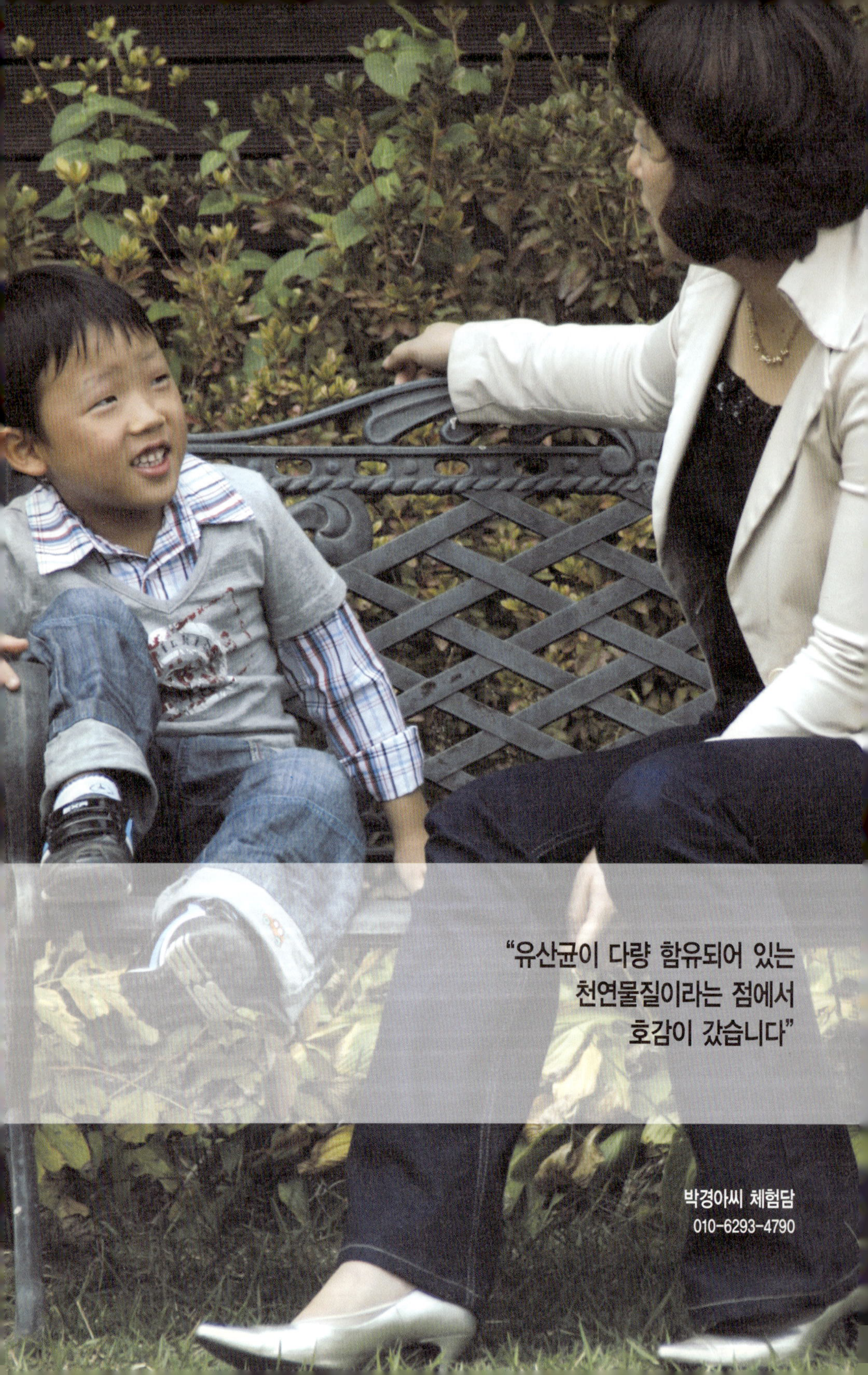

"유산균이 다량 함유되어 있는
천연물질이라는 점에서
호감이 갔습니다"

박경아씨 체험담
010-6293-4790

격렬했던 아토피와의 싸움에서 이기고…

■ 박경애(경기도 분당)

저희 아이는 태어나면서부터 면역력이 아주 약했는지 잔병치레를 자주 했습니다. 백일 무렵에는 폐렴으로 입원을 하게 되었고, 돌 무렵에는 소아과에서 요로간염을 고열감기로 오진을 해서 보름 정도 고생하다가 강한 항생제 주사와 오랫동안 양약을 복용한 이후로 아토피 피부염이 발생하게 되었습니다. 아토피로 어언 6년 이상을 고생하고 있었죠.

엄마들은 누구나 좋다는 것은 다 해보잖아요. 저 역시 아토피에 좋다는 것은 다 접해 본 것 같습니다.

하지만 양약과 피부과 연고는 거의 먹이거나 바르지 않았습니다. 대신 쓴 한약을 2년 정도 먹였습니다. 좋다는 버섯추출물도 직송으로 구입해 먹여 보며 그렇게 아토피를 완치시키려는 욕심을 부려봤지만 안 되더라구요.

그러던 중 서울을 벗어나 용인 수지로 이사를 오게 되었습니다. 그 후 지인의 소개를 받고 ‘세이겐’을 접하게 됐습니다.

만약 세이겐 제품이 양약이었거나 일시적인 제품이었다면 제가 지금 이 글을 쓸 기회도 없었겠죠.

제가 이 제품을 접할 때는 세이겐이 그리 널리 알려져 있지 않았고 기존에 세이겐을 복용하신 분들 사례나 복용법을 참고하는 정도였습니다. 세이겐은 유산균이 다량 함유되어 있는 천연물질이라는 점에서 호감이 갔습니다. 그래서 2008년도 1월부터 먹게 되었는데 그 호전반응은 엄청났습니다.
간략하게 저희 아이가 세이겐을 처음 복용했을 때의 호전반응을 간추려보
겠습니다.

처음 골드 한 포를 1.5리터 생수에 희석해서 조금씩 여러 차례에 걸쳐 마
시게 했었습니다. 그날 밤부터 온몸으로 붉은 반점이 퍼졌습니다. 그 다음
날 아침에는 얼굴이며 귀가 붉고 심하게 팅팅 부어올랐습니다.

허물을 벗는 듯한 각질이 바닥에 쉴새없이 떨어졌고, 목이며 접히는 팔,
뒷다리, 겨드랑이는 더 검은 피부로 변했습니다. 하루하루가 지날수록 더
심해져 단 1초도 손으로 긁지 않을 수 없을 정도의 가려움증을 호소했습니
다. 시간이 지날수록 상태는 더 심해졌고 아토피 부위는 더 넓어져만 갔습
니다. 얼굴과 목 접히는 부위는 살이 헤져 진물과 세포액이 흘렀고 붉은 반
점으로 뒤덮인 피부들은 가려워 긁어서 피투성이가 될 정도였으니까요. 진
짜 고통의 시간이 한 달, 두 달 흘러도 차도는 보이지 않았습니다.

주위의 시선은 너무나 따가웠고 애 잡는다고 저를 손가락질 했습니다. 제
품이 이상한 것 아니냐는 말도 많이 듣고 아무리 좋은 제품도 이렇게까지
호전반응이 올 수 있느냐는 쓴 소리도 너무 많이 들어서 가슴에 상처도 많
이 받았습니다. 아이를 보다 못한 아이 아빠가 저 몰래 피부과에 데리고 가
려는 걸 몇 차례 말렸던 일도 있었고 실랑이와 말다툼도 많았었습니다.

우리 아이가 세이겐을 먹고 심한 호전반응을 보였을 때 했던 방법을 적어
봅니다. 한 달은 1.5리터에 골드 한 포를 희석해 마시게 했었고, 한 달 후부
터는 골드 한 포를 500ml 생수 한 병에 담아 수시로 마시게 했습니다. 이와

함께 욕조에 골드를 한 포 풀어 전신 목욕이 아닌 반신욕을 시켰으며, 분무기에 한 포를 타서 아토피 부위에 분무해주고 살이 헤진 부위는 생리식염수를 거즈에 묻혀 붙여주었습니다.

반신욕을 하고 나면 욕조에 각질이 수없이 둥둥 떠다녔던 기억이 납니다. 목욕 후에는 세이겐 바이오크림에 골드를 섞어서 발라주고 천연 호호바오일을 발라주었습니다. 살이 헤진 상처가 너무 심해 물이 닿으면 너무나 아파서 우는 아이를 잡고 모진 엄마노릇을 했었습니다. 이런 시일이 8개월 정도 지속됐습니다. 8개월 정도 지나니까 조금씩 조금씩 검게 죽어있는 듯한 피부 색깔들이 점점 맑아지기 시작했습니다.

그리고 덩어리졌던 아토피 증상들이 옅어지기 시작해 보습을 하려고 손으로 문질러보면 예전보다 많이 부드러워진 것 같았습니다.

아직도 계절이 바뀔 때마다 굴곡이 있긴 하지만 예전보다 심해졌다가 좋아지는 시일이 단축된 것 같습니다. 먹거리에 아주 민감한 아이였는데 이제는 식당음식을 조금 먹여도 그리 심하게 올라오지 않는 걸 보면 면역성이 많이 생긴 것 같습니다.

더 좋아진 것은 감기를 달고 지내던 아이였는데 감기 때문에 병원 가는 횟수가 눈에 띄게 줄어서 진짜 신기할 정도입니다. 감기만 조금 걸리면 바로 40도 가까운 고열이 3일에서 5일 정도 가는 아이였는데 세이겐을 먹인 이후는 감기가 와도 쉽게 이겨내고 금방 지나갔습니다.

저는 지금까지도 아토피 때문에 항상 머릿속에 두고 살고 있지만 하루 아침에 치료되는 증상이 아니라는 걸 잘 알고 있어서 꾸준히 먹이려고 생각하고 있습니다. 다른 건강식품 안 먹여도 세이겐에 많은 성분이 들어있어서 이 제품만을 고집합니다.

이 제품에 믿음이 가고 신뢰를 가질 수 있었던 것은 주위에서 많은 조언을 받았고 신문에 실린 정보와 일본인 사례가 담긴 책도 꼼꼼히 다 읽어 보았으며, 박람회에서 직접 일본 담당자와 상담도 받았었고, 세미나에 참석해서 많은 정보와 사전지식을 쌓았기 때문입니다.

지금도 꾸준히 세이겐에 대한 정보와 아토피에 관한 책자, 그리고 자료들은 늘 꼼꼼히 보고 있습니다.

하지만 세이겐이 만병통치약은 아니므로 저는 먹거리에도 신경을 많이 쓰는 편입니다. 집 뒤 작은 텃밭에는 여름이면 상추며 오이, 토마토, 호박, 고구마 등 먹거리를 친환경적으로 재배해서 먹이고 있습니다.

(참고로…. 세이겐 농업용 유기질 비료로 가을 상추를 심어서 지금 먹고 있는데 아주 연하고 맛도 좋더라구요… 저는 화분에도 다른 거름 없이 이 제품을 주고 있습니다.)

깨끗한 환경조성과 신선하고 친환경적인 먹거리와 유산균생산물질이 듬뿍 든 세이겐을 지속적으로 먹는다면 건강해지고 좋아질 것으로 보고 있습니다.

저에게 끊임없는 조언을 해주신 세이겐 코리아와 저보다 선배이신 세이겐을 지속적으로 복용하신 분들께 너무나 감사드리며 꾸준히 세이겐과 인연을 이어나갈 생각입니다. 저희 가족 4식구 모두 아침마다 누가 얘기 안 해도 스스로 챙겨먹고 있습니다.

아토피로 고생하는 친구들에게 세이겐을 권하고 싶습니다.

〈Brief〉

복용전		
증 상	복용방법	경 과
· 태어나면서부터 면역력이 약해 잔병치레를 자주 함 · 폐렴과 요로간염을 앓음 · 아토피 6년째	· 한약을 2년간 복용 · 버섯 추출물을 먹여보기도 함	· 큰 호전반응이 없음

복용후		
증 상	복용방법	경 과
	· 세이겐 1포를 1.5리터 생수에 희석해서 여러 회 나눠 먹임	· 온몸에 붉은 반점이 일어남 · 다음날 아침 얼굴이며 귀가 붉고 심하게 부어오름 · 각질이 쉴새없이 떨어짐 · 목, 팔, 뒷다리, 겨드랑이 피부가 검게 변하고 진물과 세포액이 나옴 · 극심한 가려움증 호소
	· 한달 후 500ml 생수 한병에 골드 1포를 타서 먹임 · 욕조에 한포를 풀어 반신욕을 함 · 골드를 희석한 물을 피부에 분무함 · 크림에 골드를 섞어 발라줌	· 이전의 상태가 지속됨
	· 8개월 후…	· 검은 피부의 색이 맑아지기 시작함 · 아토피 증상들이 옅어짐 · 피부가 부드러워짐 · 아토피 재발 후 복구 주기가 짧아짐 · 음식에 대한 반응이 약해짐 · 고열 감기에 잘 걸리지 않음

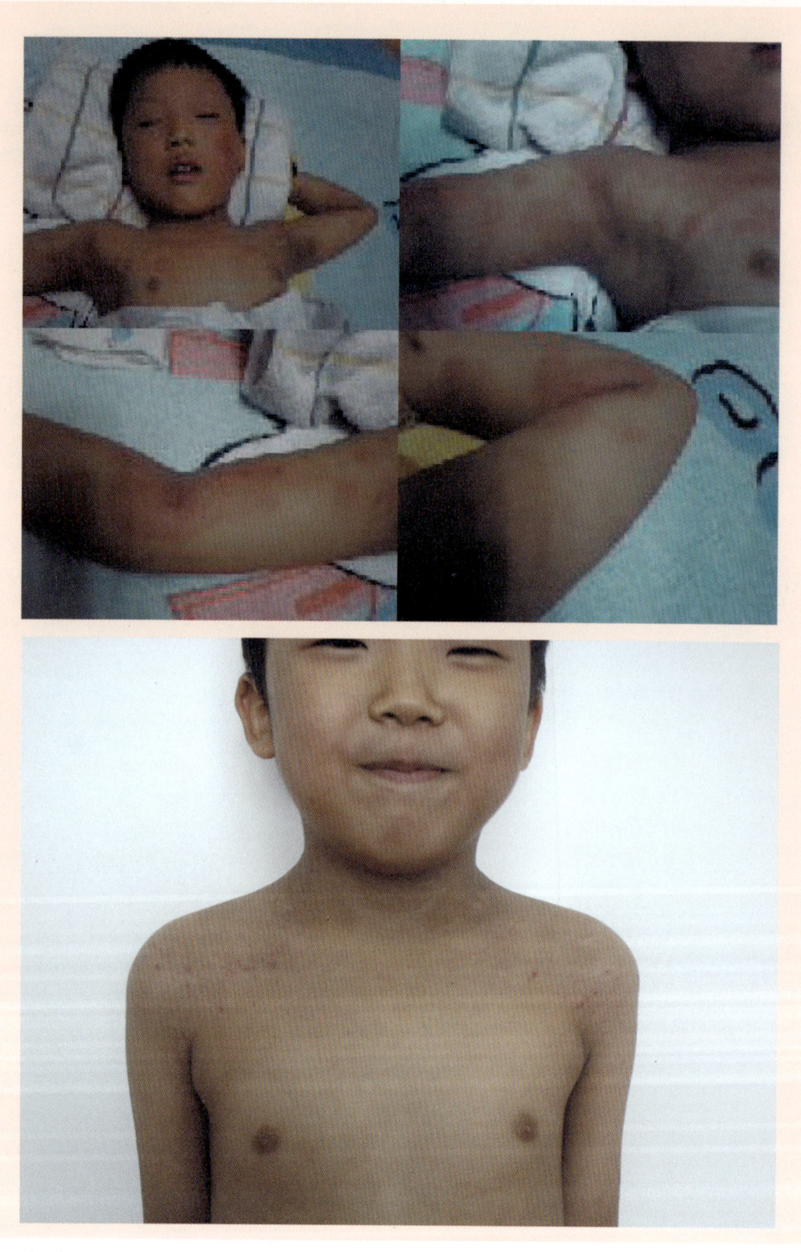

▲ 아직은 아토피 피부염의 흔적이 남아 있어 많이 쑥스러워하던 문석이…
체험담과 사진을 제공해주신 박경아 씨와 문석이에게 깊은 감사를 드립니다.

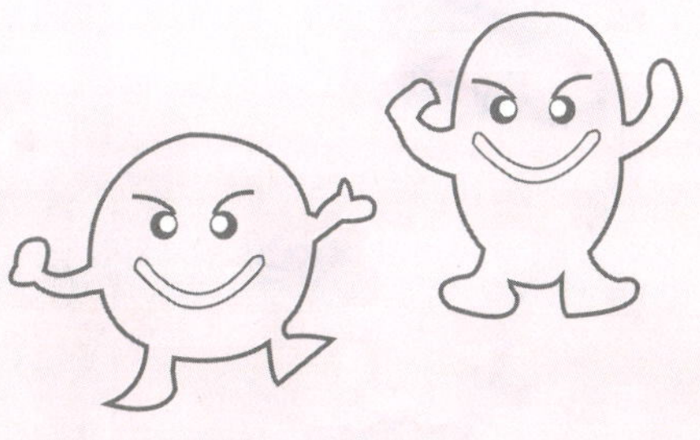

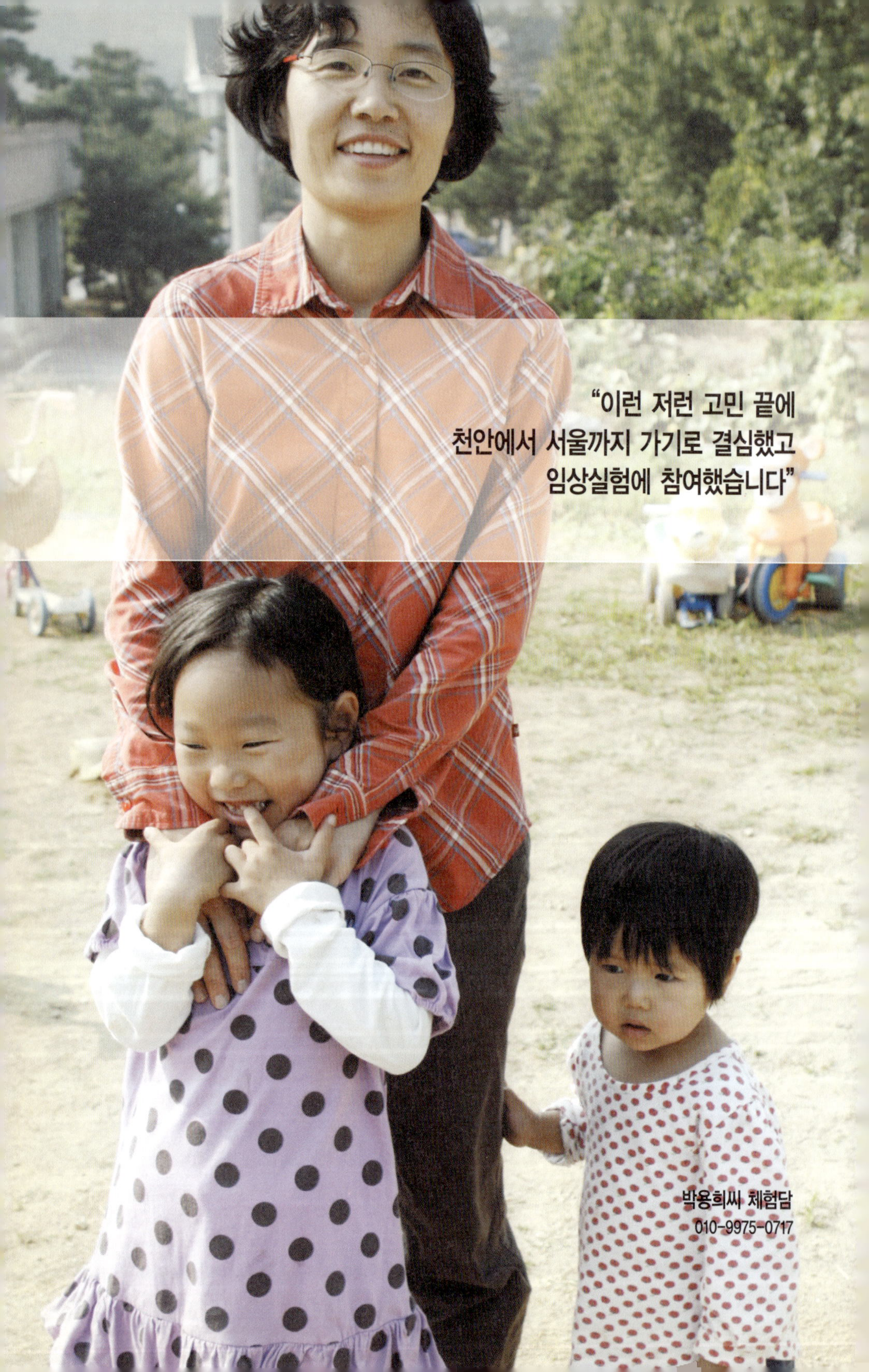
"이런 저런 고민 끝에
천안에서 서울까지 가기로 결심했고
임상실험에 참여했습니다"

박용희씨 체험담
010-9975-0717

직장도 그만두고 부부가 같이 보살펴야 할 만큼 심했던 두 딸의 아토피…

■ 박용희(충남 천안)

두 딸아이 모두 아토피를 가지고 있었습니다. 큰 딸아이는 7살, 둘째 아이는 3살로 두 아이의 아토피 양상은 다르게 나타났습니다. 큰 딸아이는 각질이 심한 아토피였고, 둘째 아이는 진물로 범벅되는 아토피였습니다.

지금도 물론 긴장은 하고 살고 있지만 예전보다는 훨씬 나아진 상태이며, 유기농으로 음식 조절을 하면서 보통 생활이 가능한 상태입니다.

지난 과거 아토피로 힘들었던 시기… 하루하루 사는 것이 얼마나 벅차고 괴로웠던지 생각하는 것조차 끔찍합니다. 큰 딸아이의 아토피 증상은 생후 6개월 정도됐을 때 팔목, 팔꿈치 안쪽, 무릎 뒤쪽에 붉은 기가 있는 정도로 가볍게 나타났습니다. 그때는 아토피에 대한 지식도 없었기에 그냥 스테로이드제가 안 들어갔다고 하는 연고를 사다 발랐고 어느 정도는 효과가 나타났기에 대수롭지 않게 생각했습니다. 음식도 시중의 과자 및 사탕을 제한하지 않고 먹였습니다.

그러던 중 34개월 정도 됐을 때 밤에 두세 번씩 깨서 긁기 시작했습니다. 긁어주지 않으면 잠을 못자는 정도였고, 그 이후 아토피는 더욱 심해져 밤새 긁어줘야만 잠을 잤습니다. 각질이 어찌나 심한지… 하룻밤 자고 난 후 이불에 떨어진 각질만 해도 한 움큼이 되었으며 긁은 상처로 인하여 늘 이불과 옷에는 피가 묻어 있었습니다.

둘째 아이의 아토피는 생후 3개월부터 증상이 나타났습니다. 양쪽 볼이 붉어지더니 그 붉은 부위가 점점 커졌고 진물이 나기 시작했습니다. 순식간에 진물이 나는 부위가 얼굴 전체로 퍼졌고 머릿속까지 진물이 나기 시작했습니다. 진물이 얼마나 나는지 아이를 눕힌 깔개는 짧은 시간만 사용해도 진물로 범벅이 되었고 늘 안고 지냈기에 제 옷도 늘 진물 투성이였습니다.

머리의 진물이 너무 심하여 머리카락이 다 빠질 지경이었고 손톱과 발톱까지 빠졌습니다. 진물의 부위는 얼굴 전체였으나 가슴, 등, 다리 부분도 진물만 나지 않을 뿐 붉으락 푸르락 했습니다.

아이는 고통으로 잠을 못자 늘 울어댔고 결국 저와 남편은 큰 딸아이와 둘째 아이의 아토피로 지칠 대로 지쳐 있었습니다. 제가 혼자서 너무 힘들어 하자 남편은 직장을 그만두고 저와 같이 두 딸아이를 보살폈습니다.

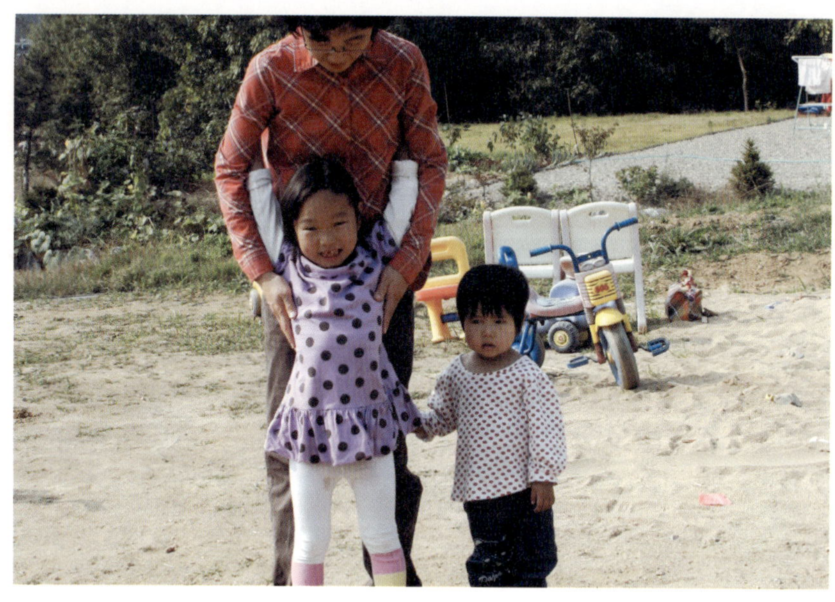

이런 우리의 모습을 보면서 주변에서는 이런 저런 이야기들을 많이 해주었습니다. 이게 좋다더라, 저게 좋다더라, 이것도 해봐라, 저것도 해봐라 하는 소리를 수도 없이 들었습니다. 안타까운 마음에 이야기를 해주시는 것에 고마운 마음이 들었지만 어느 것을 선택해야 할지 몰라 너무 막막했습니다. 세상에 좋다는 것은 많은데 아토피 특성상 짧은 기간 시도해서 되는 것도 아니고 어느 것을 하나 선택해서 그것으로 밀고 나가는 것이 힘들었습니다.

그 시기에 우리는 이것저것 해봐도 소용이 없어 '8체질 한의원' 에 계속 다녔습니다. 100% 유기농을 먹으면서 6개월 정도 다니니 둘째 아이의 진물아토피는 어느 정도 진전이 되기 시작했습니다. 둘째 아이는 젖먹이였기에 엄마인 제가 음식 조절을 하여 아이에게 젖을 먹였습니다.

그러나 큰 아이의 아토피는 좋아지는 모습이 보이지 않았습니다. 식이요법만으로는 부족한 듯하여 환경을 바꿔주기 위해 지리산에서 한 달간 생활도 해보았습니다. 또 10년 된 아파트임에도 불구하고 집안의 벽을 황토로 발라서 시멘트 독을 차단하고자 노력했습니다. 그것으로도 되지 않아 단식원에 들어가 6살 된 큰 딸아이는 5일을 굶기고 15개월 된 둘째아이는 3일을 굶기기도 하였습니다.

이런 저런 노력으로 두 아이의 아토피는 그래도 조금씩 나아지는 듯했습니다. 다행히 둘째 아이는 많이 좋아지고 있었으나 큰 아이의 아토피는 좋아지긴 하였지만 큰 진전을 보이지 않았습니다.

그러던 중 2008년 1월 쯤 중앙일보 신문을 보신 아주버님이 중앙대학교병원 피부과에서 유산균 임상실험이 있다고 말씀해 주셨습니다. 이런 저런 고민 끝에 천안에서 서울까지 가기로 결심을 했고 임상실험에 참여했습니다.

'세이겐'이라는 유산균생산물질을 먹기 전에는 알레르기 지수가 보통은 100이 정상범위라는데 큰 딸아이는 978로 나왔습니다. 2달 동안 세이겐을 먹은 후 알레르기 지수 검사를 했더니 800 정도로 떨어졌습니다. 그 이후 확신을 갖고 지금까지 계속 먹고 있는 중입니다. 먹기 전에는 목 부위와 팔목, 무릎 뒤쪽, 팔꿈치 안쪽 부분이 각질로 뒤덮여 있었고 얼굴의 각질도 심했습니다. 그러나 지금은 목 부위와 팔목, 무릎 뒤쪽, 얼굴 부분의 각질이 많이 줄어 크게 표시가 나지는 않습니다. 아직 팔꿈치 안쪽 부위는 각질이 여전히 있기는 하지만 예전처럼 계속 긁어주지 않아도 잠을 잘 수가 있습니다.

둘째 아이는 세이겐을 먹기 전부터 좋아지고 있는 과정이기는 하였지만 계속 복용을 하고 있어서 그런지 지금은 맞지 않는 음식을 먹었을 때 두드러기가 나는 증상을 약간 보이는 정도로 진물도 나지 않고 겉에서 보면 큰 표시는 나지 않습니다.

아침, 저녁으로 물에 세이겐을 한 봉지씩 타서 먹였고 수시로 아이가 찾으면 가루 상태를 그냥 복용하도록 하고 있습니다. 예전에 힘들었던 시절을 생각하면 지금도 끔찍합니다. 조금씩 나아지고 있는 모습을 보면서 희망을 가지고 있으며, 세이겐을 알게 된 것 그 자체가 고맙기만 합니다.

〈Brief〉

복 용 전			
	증 상	복용방법	경 과
첫째 아이	· 생후 6개월시작 −각질성아토피− · 팔목, 팔꿈지 안쪽, 무릎 뒤쪽 에 붉은기가 나타남	· 단식원에서 5일 단 식함	· 좋아지긴 하였으나 크게 진전되지 않음
둘째 아이	· 생후 3개월부터 시작 −진물성 아토피− · 양볼이 붉어짐 · 붉은 부위가 점점 넓어지면서 진물이 머릿속까지 퍼짐 · 손, 발톱, 머리카락이 빠짐	· 체질개선 한의원에 다님 · 황토로 벽을 바름 · 유기농 식단 · 지리산생활을 함 · 단식원에서 3일 단 식함	· 많이 호전이 됨
중앙대학교병원 피부과 임상실험 참여			
복 용 후			
	증 상	복용방법	경 과
첫째 아이	· 2달 동안 세이겐 복용 후	· 물에 한봉지씩 타서 아침저녁으로 먹임 · 기루 상태를 찾을 때마다 먹임	· 9개월째 복용 중 · 잠을 잘 잔다 · 팔꿈치 안쪽부분만 가질이 있으며, 긁어 주지 않아도 스스로 긁으며 잠을 잠
둘째 아이	· 기존 호전증상이 있는 상황에 서 시작함	· 세이겐 복용 후 음식에 대한 약간의 알러지 반응만 있는 정도	

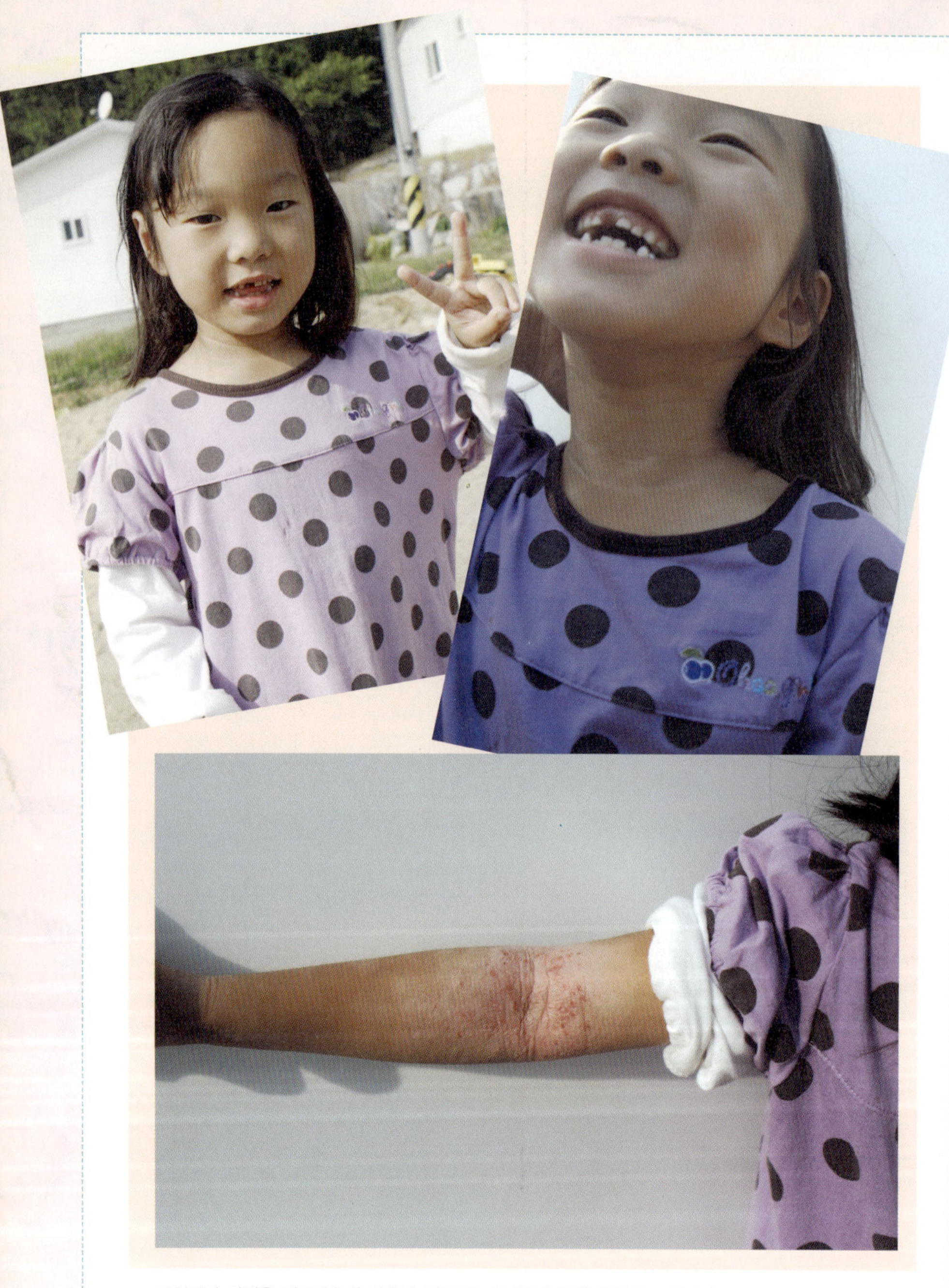

▲ 체험담과 사진을 제공해주신 박용희 씨와 두 따님에게 깊은 감사를 드립니다.

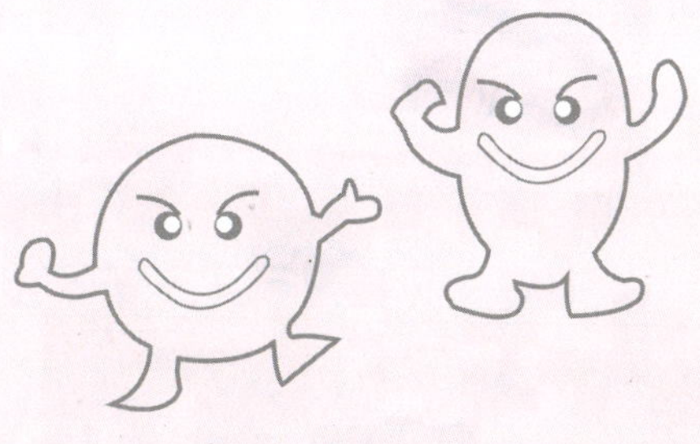

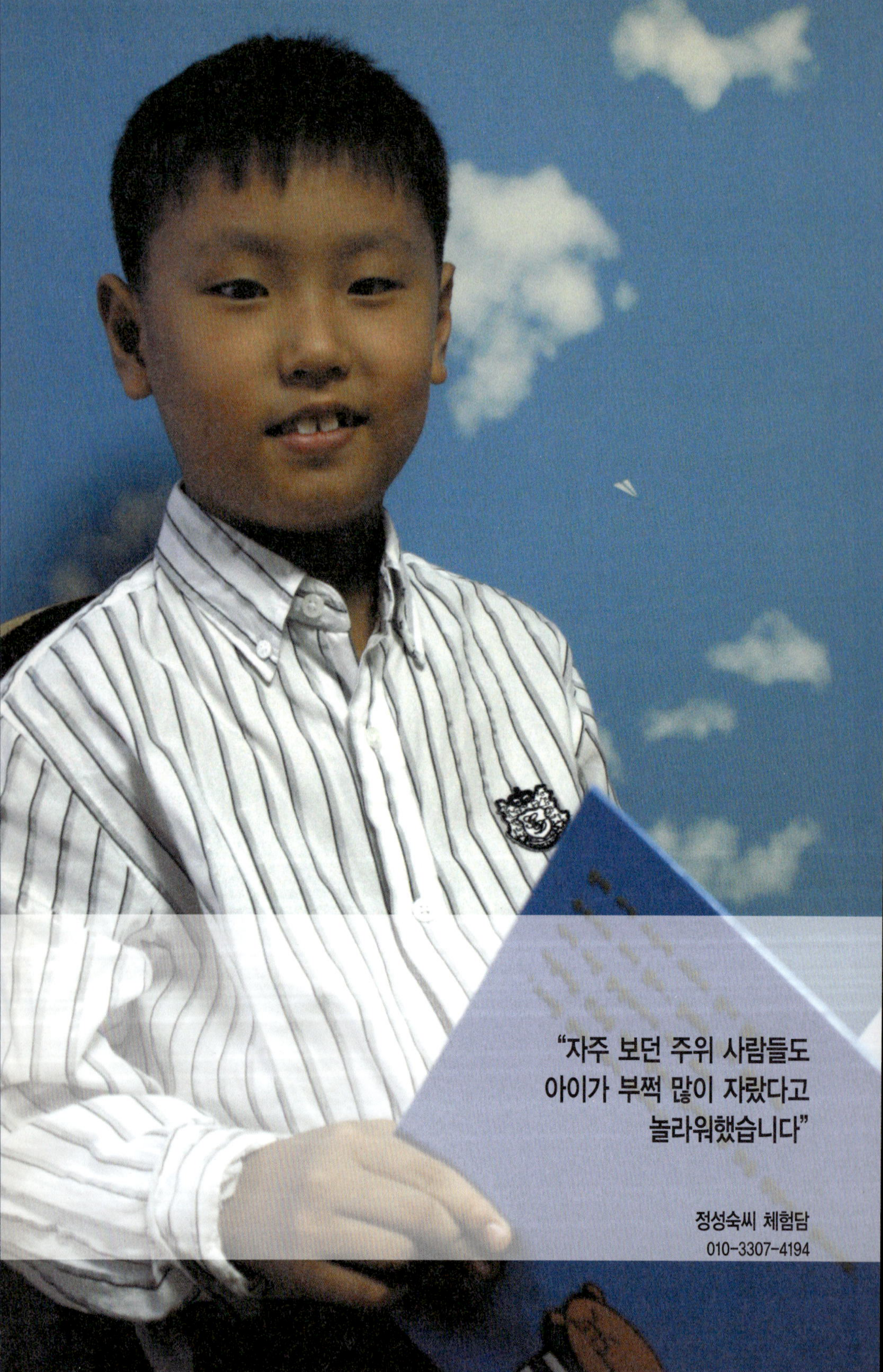
"자주 보던 주위 사람들도
아이가 부쩍 많이 자랐다고
놀라워했습니다"

정성숙씨 체험담
010-3307-4194

새집증후군으로 인한 아토피와의 싸움
■ 정성숙(경기도 평택시)

모유 수유로 키운 우리 아이, 2돌까지도 병원 한 번 가지 않고 건강하게 잘 자라주었습니다. 그런데 새 아파트로 이사하고 약간의 아토피 증상이 있었습니다. 그렇게 신경 쓰일 정도는 아니었고, 저의 무지 때문인지 욕심 때문인지 다시 새집에 살게 되었습니다.

겉모양만 보고 선택한 새집. 한 일 년이 지났을까요? 감기로 인해서 병원을 자주 가게 되었습니다. 그 후 거의 3~4년 동안 비염, 아토피, 중이염, 천식으로 거의 매일 병원에 다니게 되었고 한약, 피부과 약 · 연고는 몇 통을 썼는지….

온몸에 알레르기가 일어나 어떤 병원에서는 밥하고 김치만 먹이라고 하는 의사의 진단도 있었습니다. 그러다가 옆집 언니를 통해 '세이겐'을 알게 되었고 2007년 6월 중순부터 처음 세이겐을 먹이게 되었습니다. 처음엔 하루에 한 포씩 일주일 정도 먹여 보았습니다. 아무 이상이 없다는 확신이 들자 양을 늘리기로 했습니다. 그리하여 하루에 2포에서 3포씩 늘려보았으나 처음 한 달 반 정도는 피부가 별로 나아지지 않았습니다. 성격이 급한 저는 '이것도 아니구나.' 하고 실망을 했지만 믿음을 가져보기로 했습니다. 3포에서 2포, 2포에서 1포로 줄여가면서 1포를 500ml 물에 타서 하루종일 나눠 먹도록 하며 하루도 빼놓지 않고 세이겐을 먹였습니다.

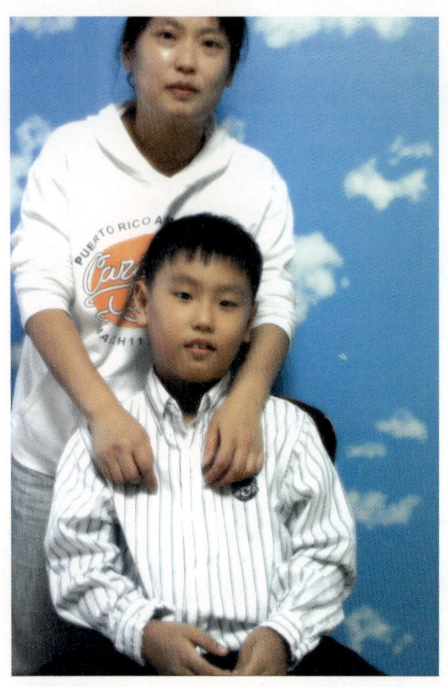

가을에서 겨울로 접어들면서 드디어 몸에 변화가 나타나기 시작했습니다. 일단 밥을 너무 잘 먹었고 수시로 배고프다면서 하루에 4~5끼 정도 먹는 데다가 간식도 수시로 먹었습니다.

병원에 가는 일이 없어졌고 새벽이 되면 1~2시간씩 긁어대던 아이가 일어나지 않고 잠도 잘 자게 되었습니다.

물론 피부도 오돌도돌하게 올라오던 게 눈에 띄게 깨끗해지는 게 보였습니다. 간혹 땀을 많이 흘릴 때 조금 가려워했던 것 빼고는 대만족입니다. 2008년 10월 현재까지 매일 하루 한 포씩 먹고 있으며, 키와 몸무게는 초등학교 2학년이지만 3학년들보다 더 크고 튼튼해져 있습니다. 세이겐을 먹기 시작한 지 약 1년 4개월. 자주 보던 주위 사람들도 아이가 부쩍 많이 자랐다고 놀라워하곤 합니다.

세이겐을 먹게 해주었던 언니, 알게 해준 분들에게 너무 감사하고 세이겐의 효능을 알려주어도 반신반의하는 사람들이 안타까울 따름입니다. 앞으로도 지속적으로 아이에게 꼭 챙겨 먹일 예정입니다. 세이겐 골드 한 통이면 아이의 미래가 행복해집니다.

〈Brief〉

복 용 전	
증 상	복용방법
· 새집 증후군으로 인한 아토피 발병 · 비염, 아토피, 중이염, 천식을 동반한 알러지. 잦은 감기	· 병원처방, 한약 · 피부과 약과 연고 사용

복 용 후		
증 상	복용 방법	경 과
· 아토피와 복합적인 면역력 약화로 복용하게 됨	· 하루 1포 1주일간 복용 후 1일 2~3포로 양을 늘림	· 특별한 반응 없음
· 한달 반 경과 후 피부에 별 반응없음	· 3포에서 2포, 1포로 양을 줄임 · 1포(500㎖)를 물에 타서 마심	· 포기할까 망설임
· 그후 가을에서 겨울 사이 반응이 나타남 · 밥을 잘 먹게 됨 · 피부가 깨끗해짐 · 잠을 잘 잠	· 현재도 하루에 1포씩 꾸준히 복용 중	· 나이에 비해 신체성장이 좋음 · 땀 흘릴 때 약간 가려워함

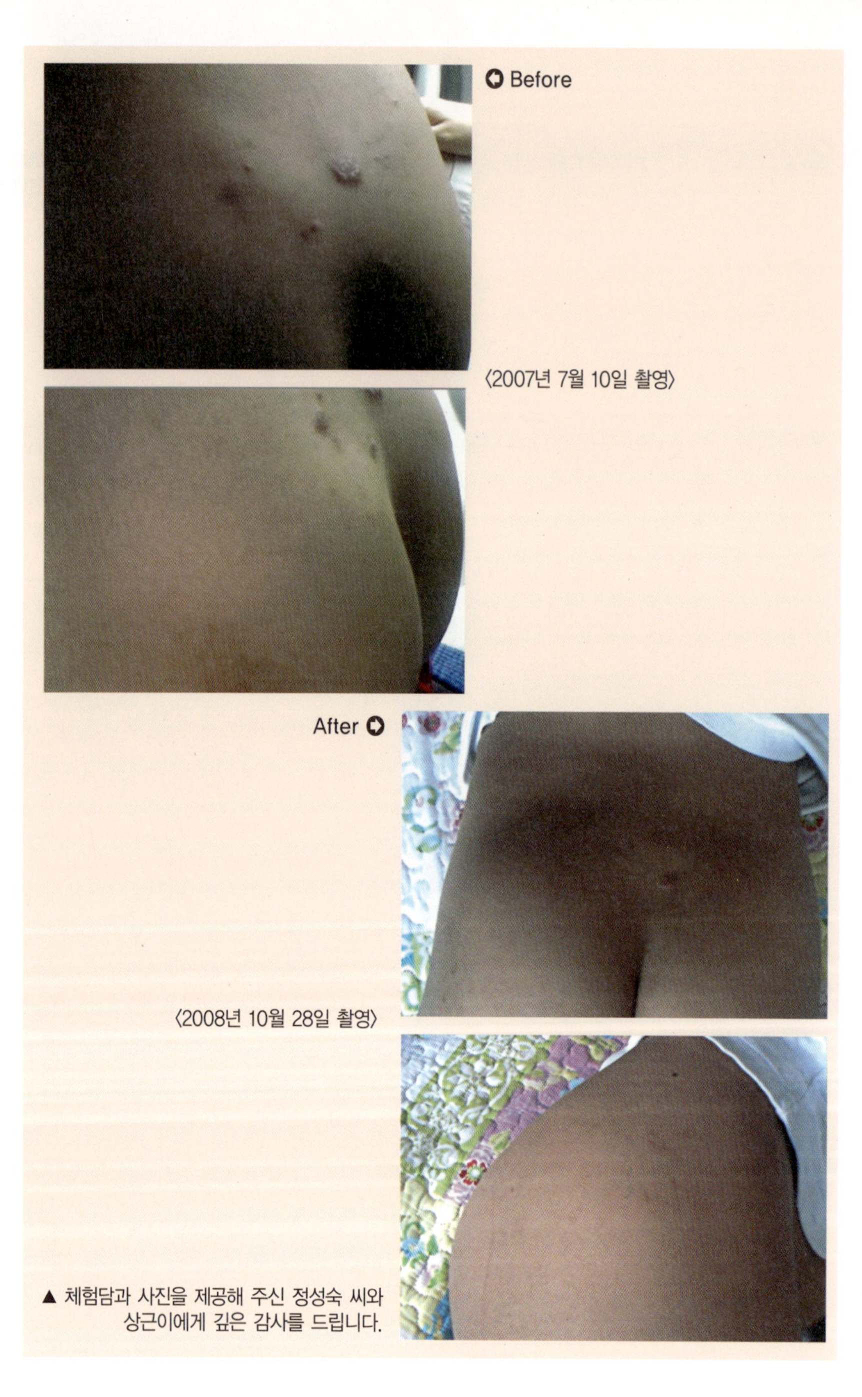

▲ 체험담과 사진을 제공해 주신 정성숙 씨와
상근이에게 깊은 감사를 드립니다.

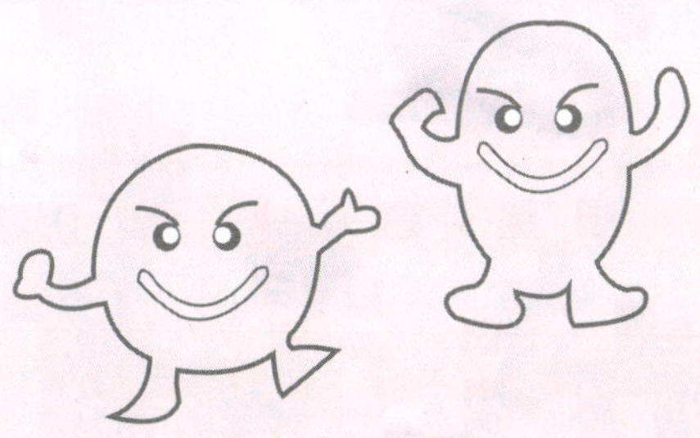

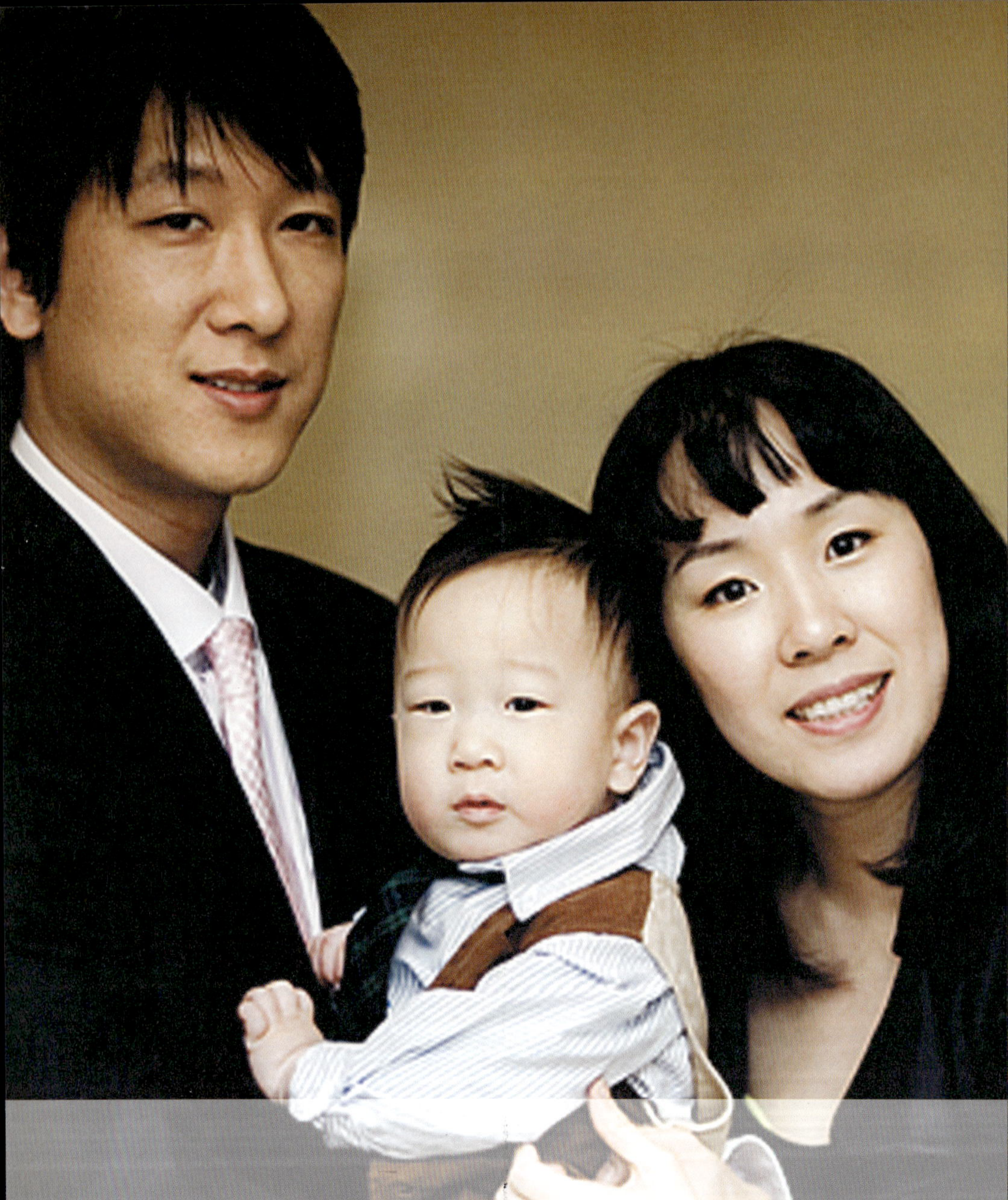
"아토피 음식
이젠 따로 가려서 먹이지
않아도 돼요"

조현정 씨 체험담
019-204-9656

사례 ④ 아이의 피부가 너무 깨끗해져 꿈만 같아요!

■ 조현정(서울시 송파구)

돌 무렵부터 얼굴의 볼과 종아리 부분이 까칠해져서 가까운 소아과를 찾았더니 아토피 초기 증세 같다고 했습니다. 따로 처방은 받지 않았고, 보습을 잘해주라고 하여 목욕 후에 보습제를 충분히 사용했습니다.

그 후 증상이 나아졌다, 심해졌다를 반복하다가 2008년 6월 무렵부터 얼굴 부분이 심해지고 잘 때 허벅지나 종아리 등을 많이 긁고, 입 주위에 아토피 증세가 생기면서 밥 먹을 때 입 주위를 많이 비비면서 간지러워 했습니다.

방치하면 큰일 나겠다 싶어서 예방접종 맞으러 갈 때 소아과 선생님께 증상을 보여줬더니, 여성과 아이에게 사용하는 가장 약한 스테로이드 연고라면서 연고 하나를 처방해 주었습니다. 처방해 주시면서 하시는 말씀이 넓게 펴 바르지 말고 증상이 있는 부위에만 바르되, 한 곳에 3일 연속 바르지 말라고 하였습니다.

연고를 사용하기 싫었지만 일단 아기가 가려워 괴로워하니 어쩔 수 없이 증세가 완화될 때까지만 바르자는 생각에 자기 전에 발라주기 시작했습니다. 스테로이드의 부작용을 알고 있던 터라 속으로 찜찜하면서도 효과가 좋아서 아이가 간지러워하면 안 발라줄 수가 없었어요. 2~3일 정도 발라주면 자고 일어났을 때 감쪽같이 증세가 사라지더니, 며칠 안 바르면 다시 증세가 생겨 연고를 끊을 수가 없었습니다.

아직 2돌도 안 된 아기인데 벌써 연고에 의지하다 보면 언젠가는 내성이 생길 거고, 부작용이 생길 것 같아 고민을 하던 중에 유산균으로 아토피를 치료한다는 말을 듣고 친구에게 '세이겐'을 권유받아서 7월부터 세이겐 골드를 먹이기 시작했습니다. 세이겐의 효능을 알기 위해서 먹으면서부터는 연고 사용도 중단했습니다.

처음엔 좀 간지러워했지만 같이 사용하면 효과를 알 수 없을 것 같아 과감하게 연고는 없앴습니다. 1주일 정도 먹은 후부터는 조금씩 사라지다가 또다시 올라오기를 몇 번 반복했었습니다. 2주 먹은 후부터 한 달이 될 때까지는 다시 올라오는 증상이 없이 가라앉으면서 유지가 되었습니다. 한 통(90포)을 다 먹은 지금은 아토피라고는 찾아볼 수 없고, 오히려 아기의 피부가 너무 깨끗하다는 말을 듣습니다.

그 이후로는 더 심해지지도 않고, 가려워하지도 않습니다. 과자나 아토피에 나쁜 음식들을 먹었을 때도 반응이 나타나지 않아 정말 신기하구나 생각했습니다. 충치 예방에도 좋다고 해서 저는 주로 자기 전에 물에 개어서 가루약처럼 먹이고 있습니다. 새콤한 맛을 좋아하는 우리 아이는 세이겐만 보면 먹겠다고 달려듭니다.^^

아토피로 인해 먹게 되었지만 제가 이렇게 체험담을 쓰면서 다른 분께 권하고 싶은 이유는 따로 있습니다. 우리 아이는 돌 무렵부터 어린이집에 다니면서 단체생활을 했습니다. 그 때문인지 몰라도 늘 감기를 달고 살았습니다. 감기에 걸렸다 하면 며칠간 열이 39도를 웃돌았고, 목이 심하게 붓기도 했습니다. 콧물을 동반해서 아이가 거의 일주일간 식음을 전폐하다시피 할 정도였고 이렇게 심한 감기가 여러 번 왔었습니다. 한 달이면 2주는 감기를 달고 있어서 면역력 높이는 한약도 먹여보았지만 그때뿐이었습니다.

그런데 세이겐을 먹은 후부터는 감기에 걸려본 적이 없습니다. 콧물 증세만 1~2일 약하게 왔었습니다. 제가 원래 체험담 이런 거 안 믿었었는데 너무 좋아서 여기저기 권하고 싶습니다. 아토피로 고생하신 엄마들의 마음을 알기 때문입니다.

아토피가 있거나 다른 피부질환, 그리고 면역력이 약해서 감기를 달고 사는 아이들 ^^ 세이겐 먹고 건강해지기를 바랍니다.

복 용 전		
증 상	복용방법	경 과
·얼굴과 볼, 종아리부분이 까칠해짐 ·어린이집 다니면서 감기를 달고 삶	·보습을 잘 해주라고 함	·충분한 보습제 사용 ·증상 반복, 횟수 늘어남
·증상의 반복 ·얼굴 부분,종아리, 허벅지가 심해짐 ·입 주위에도 증상이 나타남	·약한 스테로이드연고제 처방	·2~3일 연고를 바르면 좋아짐 ·재발 반복으로 연고를 끊을 수 없음

복 용 후		
증 상	복용방법	경 과
·연고를 끊고 유산균 물질로 치료 시작	·하루 1포 복용	·초기 간지러워함
·1~2주 후	·하루 1포 복용 ·잠들기 전 수저에 개어서 먹임	·호전 증세가 나타남
·90일 경과 후	·현재도 하루에 1포씩 잠들기 전 수저에 개어서 먹임	·아토피 개선됨 ·피부가 깨끗해짐 ·감기가 와도 증세가 미미함

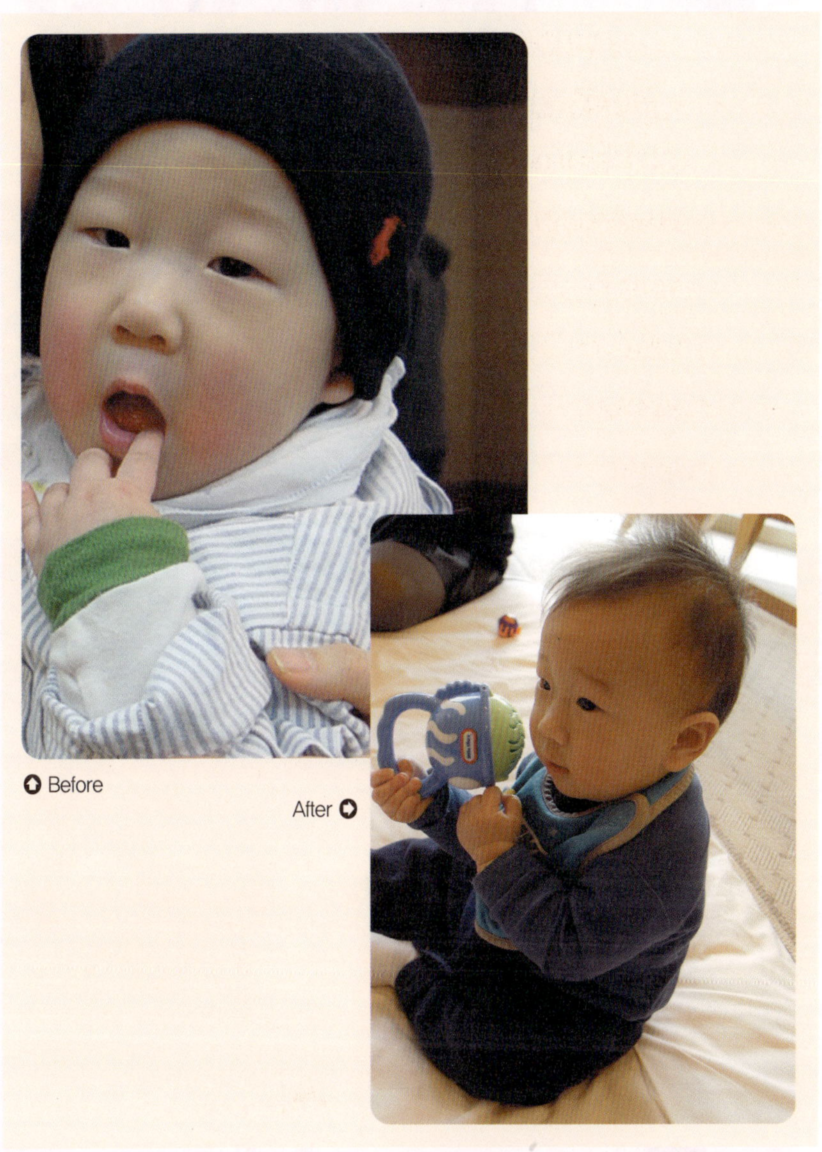

▲ 체험담과 사진을 제공해 주신 조현정 씨와 욱이에게 깊은 감사를 드립니다.

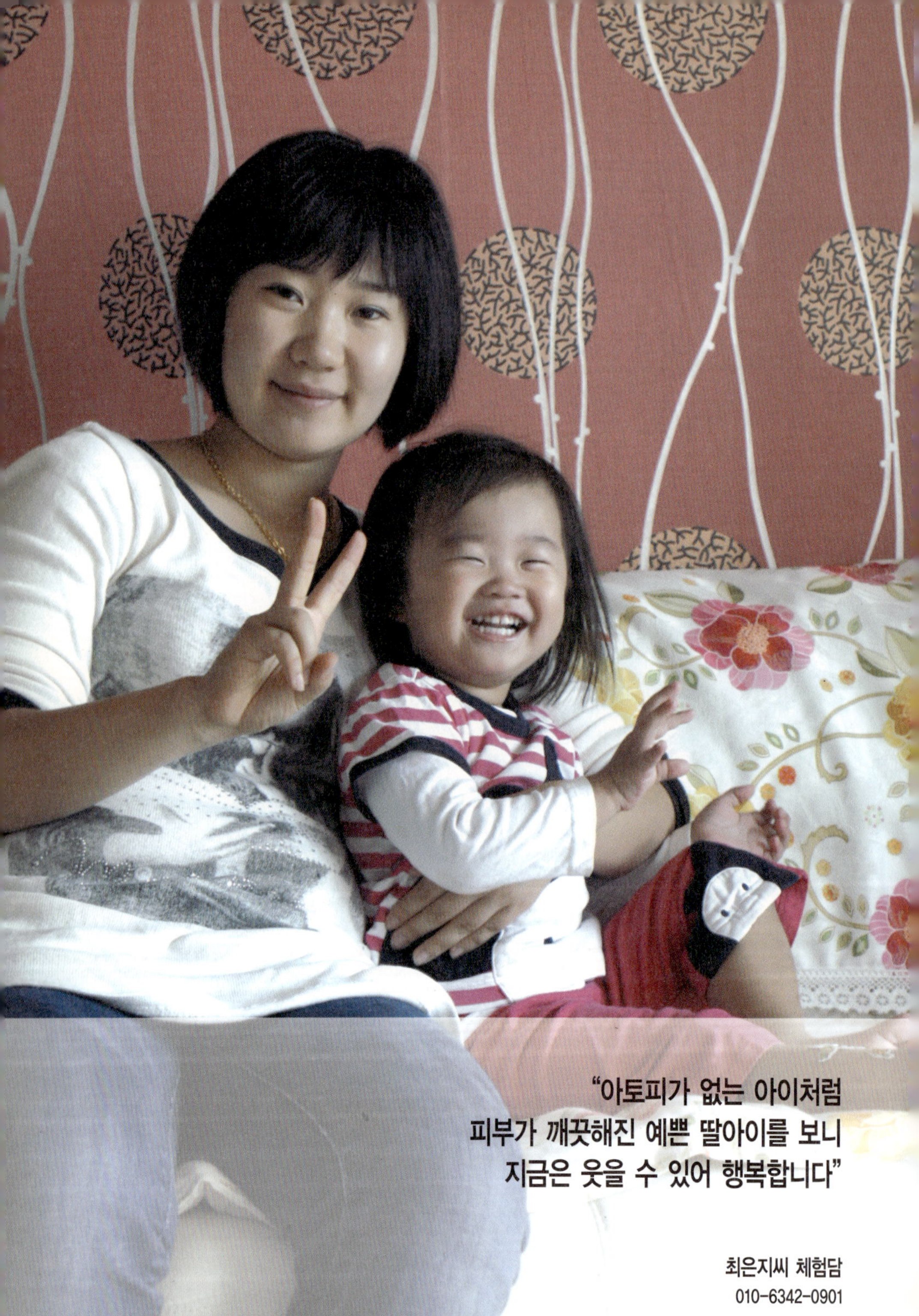
"아토피가 없는 아이처럼
피부가 깨끗해진 예쁜 딸아이를 보니
지금은 웃을 수 있어 행복합니다"

최은지씨 체험담
010-6342-0901

'세이겐'은 새로운 삶을 준 고마운 인연…

■ 최은지(전북 익산)

저희 아이는 현재 25개월 된 3살 아이입니다. 태어나고 얼마 후부터 얼굴이 붉어지면서 오돌토돌한 것이 번져 병원에 가니 아토피라는 말을 들었습니다.

밤이면 밤마다 가려워 잠을 자지 못했고 득득 긁어 손톱마다 핏자국이 선명했으며 온 몸 구석구석 새겨진 상처들로 인해 제 마음이 많이 아팠습니다. 아이도 저도 아토피로 인한 스트레스로 서로 힘든 시간을 보냈습니다. 사람들은 크면 좋아진다고 했지만 힘들어 하는 아이를 보니 가만히 지켜볼 수만은 없었습니다. 저는 안 해본 것 없이 다해보고 조금이라도 효과가 있기를 기도했습니다.

그러나 증상은 더 심해졌고 너무나도 막막했습니다. 그때 주변 언니의 말을 듣고 2008년 4월 '세이겐'을 구입하게 되었습니다. 언니 아이도 아토피였는데 완치 수준으로 호전됐다는 말을 들었기 때문입니다. 하루에 세이겐 골드 1포를 500ml 물에 탄 물병과 500ml 물만 담은 물병 두 개를 준비해서 하루종일 번갈아가며 수시로 먹였습니다.

하지만 그때는 아이가 두 돌도 안 된 터라 물 먹는 것에 스트레스를 받았고 처음 먹인 그 날 저녁에 얼굴이 붉어지며 열감이 있었습니다. 원래 있던 얼굴 부분과 가슴 쪽이 조금 더 올라온 듯 보였습니다. 그리고 아이가 자면서 약간 앓았습니다. 그 후 3~4일쯤 지나자 아토피가 없던 부분인 팔이며 다리, 배, 목 등에 오돌토돌 올라오며 꽤 붉어지기 시작하였습니다. 그때부터 시작해서 안 긁는 곳 없이 다 긁고 상처가 나고 자다 울고 정서불안까지… 꽤 힘들었습니다.

너무 놀라서 언니에게 상담을 했더니 진물까지 날 수도 있으며, 더 심한 경우도 있다고 했습니다. 그러다가 조금씩 좋아지면서 몇 번 더 올라올 거라고 했습니다.

저는 그 말을 듣는 순간 '이건 아니다.' 싶었습니다. 아이가 너무 힘들어해서 피부과도 가려고 했었습니다. 몇 번 더 통화를 했고 시간이 흐르면서 아이의 몸은 상처 투성이가 되어 갔습니다. 피부과를 가도 스테로이드제를 줄 게 뻔해서 마지막이다 생각하고 지켜보기로 했습니다. 언니가 한 달은 지켜봐야지 않겠느냐는 설득에 스테로이드제를 중단한 채 세이겐만 계속 먹여보았습니다. 막 올라오니까 1포 먹던 것을 반포로 우선 먹여보고 1포는 희석해서 뿌려주라고 했습니다. 그렇게 2주 정도 지나고나니 점점 증상이 사라지고 피부가 깨끗해져서 다시 1포를 두유에 섞어서 먹였습니다. 물은 수시로 따로 먹였습니다. 그런데 아이가 물 먹는 것을 너무 힘들어했습니다. 상담언니에게 이것저것 물어보면서 좋은 정보도 얻고 골드 1포를 그냥 먹여도 된다고 해서 그때부터 더 수월하게 아이에게 먹였습니다. 아이가 더 잘 먹고, 더 좋아하게 되었습니다.

그렇게 약 4개월이 지났습니다. 다행히 그 사이에는 한 번도 올라오지 않았습니다. 그런데 열감기로 입원을 며칠 하고 퇴원을 했는데 3~4일 후

팔·다리에 오돌토돌한 것이 다시 조금씩 올라오더니 등이 심하게 울긋불긋 꽃핀 것처럼 빼놓은 곳 없이 올라왔습니다. 이유는 알 수 없었지만 다른 부위도 조금씩 번지는 것 같았습니다. 다시 상담언니한테 상담을 받고 골드 양을 늘려서 2~3포 정도 먹이고 로션에 골드 1포를 섞어서 4일을 발라주니까 조금씩 좋아지면서 현재는 거의 들어간 상태입니다.

지금은 잠도 잘 자고 있고, 완치 상태까지 가려면 더욱 열심히 먹여야겠다는 생각을 했습니다.^^

지금 우리 아이는 과자를 먹다가도 "세이겐 먹자!" 하면 과자를 집어던지고 올 정도로 아주 좋아합니다. 힘들었던 그 시기가 지나고 지금은 누가 봐도 아토피가 없는 아이처럼 피부가 깨끗해진 예쁜 딸아이를 보니 마냥 행복합니다.

이런 일도 있었습니다. 지난 여름 아이가 장염에 걸렸는데 골드 양을 늘려서 1포 먹던 것을 2포를 먹였더니 이틀 만에 장염이 좋아져서 깜짝 놀랐습니다.

아토피에 효과가 있다는 말에 비싼 가격을 감수하며 주문을 했고, 여러 가지 면에서도 효과를 보았지만 혹시 먹이지 않으면 다시 올라오는 것은 아닐까 하는 생각에 걱정이 되기도 합니다.

밖에 나가면 아토피 맘들이 많이 있습니다. 제 얘기를 하면 공감은 많이 하지만 금액 때문에 많이 망설이지 않을까 생각됩니다.

하지만 또 한편으로는 세이겐을 모르고 지나가게 되는 건 아닐까 하는 생각에 많이 아쉽고 안타깝습니다.

임산부들한테도 좋다고 하니까 둘째를 가지면 꼭 먹어볼 생각입니다. 쌈지 돈이라도 써서 건강하고 아토피 없는 아기를 낳고 싶습니다.^^ 정말 세이겐을 만난 것은 행운이었고 저의 고마운 인연이 되어 주변 지인들에게도 세이겐을 인연으로 만들어 주고 싶습니다. 정말 감사드립니다. ^^

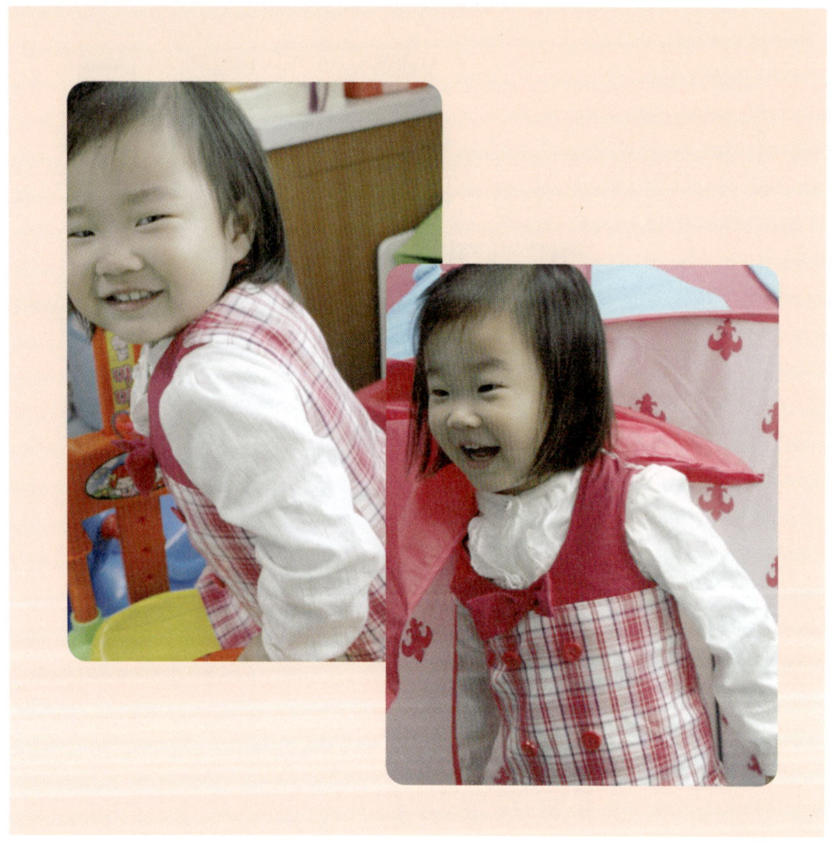

▲ 감기 및 여름철 유행성 장염에도 효과를 보게 됨.
체험담과 사진을 제공해 주신 최은지 씨와 따님 지원이에게 깊은 감사를 드립니다.

〈Brief〉

복용전		
증 상	복용방법	경 과
·밤마다 가려움증으로 고생함	·여러 방법을 취해봄	·효과를 보지 못함

복용후		
증 상	복용방법	경 과
·처음	·500ml물에 타서 먹임	·얼굴이 붉어지며 열이 남. ·정서불안 ·아토피가 없던 부분 다리, 배, 목까지 올라옴
·1~2주 후	·하루 1포에서 반포로 줄임	·2주 후 피부가 가라앉고 깨끗해짐
·4주 후	·하루 1포(두유에 섞어 먹임) ·수시로 물을 섭취. 추후 분말로 먹임	·더 잘 먹고 좋아하게 됨
·4개월 후 열감기로 고생함. ·오돌토돌한 것이 올라옴 ·열꽃처럼 올라오며 번지는 듯함	·양을 늘림 ·하루 2~3포 ·로션에 1포를 섞어 발라줌	·4일 후 거의 다 들어감 ·잠도 잘 자게 됨

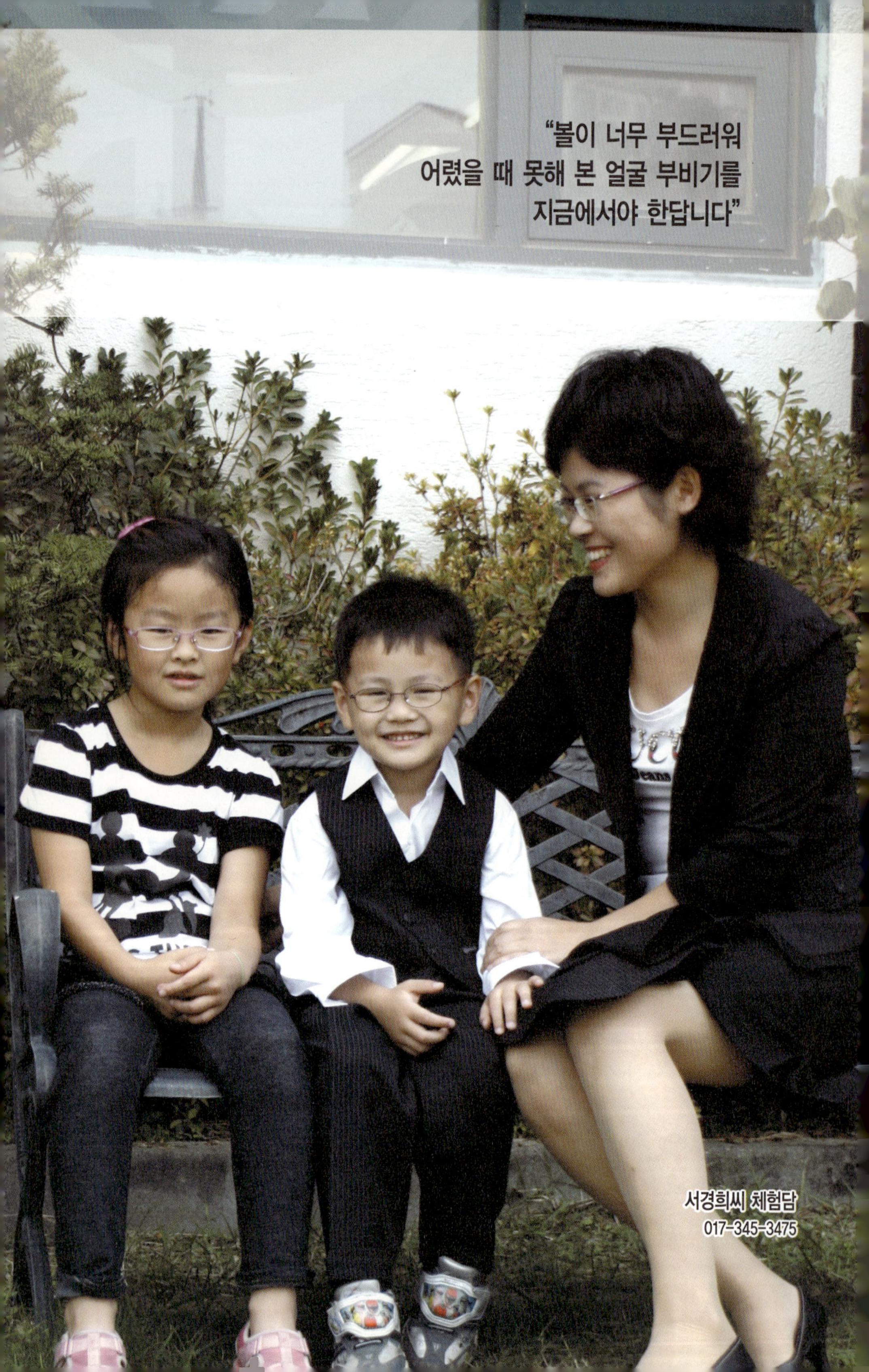
"볼이 너무 부드러워
어렸을 때 못해 본 얼굴 부비기를
지금에서야 한답니다"
서경희씨 체험담
017-345-3475

아토피,
결론은 완치라는 것을 알기에…

■ 서경희(경기도 분당)

우연하게도 오늘이 2008년 10월 15일. 저희 아들이 세이겐을 먹은 지 만 2년이네요. 아들은 현재 여섯 살이고 태어날 때부터 머릿속, 얼굴에 여드름처럼 좁쌀 만한 알갱이들로 가려운 건지, 아픈 건지 너무 울어대서 산후조리원 선생님들을 아주 많이 힘들게 했습니다.

처음에는 태열기일 수도 있으니까 한 달 정도 지켜보자고 했는데, 결국은 접히는 부분이 조금만 땀이 나거나 열이 나면 짓무르기 시작했습니다. 누나가 기관지천식으로 고생하고 있던 때라 전 하늘이 무너지는 것 같았습니다.

아토피 피부염으로 괴로워하는 아이를 둔 부모라면 누구나 아이를 위해 할 수 있는 것은 다 시도해 봅니다. 저 또한-아주 극성은 아니지만- 아토피 피부염의 직접적인 원인이 무엇인지 찾아서 해결하려 무던하게 노력했습니다. 아들은 음식과 먼지에서 가장 심하게 반응하는 걸 보고 우선 조리기구를 유해성분도 잡아준다는 것으로 바꾸고, 온 집안을 숯으로 장식했습니다. 공기청정기도 구입했고 씻는 물, 먹는 음식까지 꼼꼼이 챙겼습니다. 그러나 아토피 피부염은 정말 지긋지긋한 증상이었습니다. 아토피가 심해졌을 때는 병원 처방약을 먹이고 연고를 바르고… 온갖 방법을 총동원했지만 쉽사리 좋아지지 않았습니다. 정말 힘들고 기나긴 시간들이었습니다.

다행히도 이런 노력이 있어서인지 더 심해지지는 않았습니다. 하지만 조금만 소홀히 하면 자다 말고 일어나 긁고 있는 아들을 봐야 했고, 가제수건으로 손을 감싸지만 금세 풀어져 이중 삼중으로 묶어 놓느라 밤잠을 늘 설치며 살 았습니다. 그래서 아토피는 완치가 없는 줄 알았습니다.

그러던 어느 날 아는 분이 '세이겐'을 소개해 주었습니다. 그 분의 말씀이 완전 성인이 되기 전에는 아토피도 완치가 가능하다고 하더군요. 특히 13세 이전에는 더 빠르다고 말해 주었습니다.

그 후 아들은 500ml 생수에 세이겐 골드 1포를 타서 6개월 동안 하루도 빠짐없이 먹었습니다. 처음 먹었을 때 장염으로 자주 입원하던 터라 이틀 동안은 하루 7~8번씩 설사를 했고(그런데도 탈수현상이 없었습니다), 약 20일 정도 지나면서는 얼마나 가려운지 친구들 앞인 데도 바지를 내리고서 움직이지도 않고 그 자리에서 온몸을 긁어대기 시작했습니다.

자고 일어나면 온 몸에 두드러기처럼 빨간 좁쌀이 자잘하게 퍼져 있었고… 그럴 때마다 갈등도 참 많이 했습니다. '이게 정말 효과가 있는 걸까? 계속 먹여야 할까?'

하지만 일본의 아토피 사례를 생생하게 보았고, 고생스럽지만 결론은 완치라는 것을 알기에 믿고 먹이기로 했습니다. 그래서 그 후로는 가려워하면 따뜻한 목욕물에 세이겐을 한 포 타서 그 안에서 놀게 해주고, 보습제를 충분히 발라주면서 그때그때 상황에 대처해 나갔습니다.

그렇게 만 2년이 지난 지금!!! 아들은 밤에 가려워 일어나는 일이 없어졌습니다. 볼이 너무 부드러워, 어렸을 때 못해 본 '얼굴 부비기'를 지금에서야 한답니다. ^^

이제는 많이 좋아져서 건강할 때는 2~3일 안 먹이기도 하고, 몸이 안 좋을 때는 2~3포를 먹이기도 합니다. 물병에 타서 주면 "엄마! 친구들이랑 다 먹었어! 잘했지?" 라며 자랑하는 아들 녀석 때문에 기가 차면서도 놀다가 들어온 아이에게 물에 타지 않고 직접 먹이기도 합니다. ^^ 아직도 과자나 튀김 종류를 먹으면 살짝 긁습니다.

하지만 계절이 바뀔 때마다, 그리고 1년차 2년차 확연하게 달라지는 것을 알 수 있습니다. 먹을 수 있는 음식도 점점 많아지고 있습니다.

세이겐을 먹이고 계신 분은 아시겠지만 면역이 강해져요. 한 달 평균 20일 이상 항생제 복용을 했던 딸도 세이겐을 먹인 후로 너무 건강해져 온도차가 어느 해보다 심한 이때에 호흡기 치료 한 번 안 하고 잘 넘어가고 있습니다. 세이겐에 대한 제 견해는 이러합니다. 물론 세이겐말고도 다른 경로를 통해 아토피를 치료하신 분도 많으리라 생각합니다. 책에서 보니 아토피의 뜻이 "생소한, 알 수 없는"이라고 읽었습니다. 즉, "정확한 병명도 약도 없다."라는 뜻이기도 합니다. 아토피로 인해 고생하시는 우리나라 엄마들에게 우리 아들을 본보기로 삼아 적극 권해드리고 싶습니다. 아이들의 장래를 위힌다면 늦지 않으시길 바랍니다.

<Brief>

복 용 전		
증 상	복용방법	경 과
·태어날 때부터 아토피 증세 ·여드름처럼 좁쌀 만한 알갱이가 생김 ·피부의 접히는 부분이 짓무름	·조리기구를 다 바꿈 ·집 내부 환경 개선 (씻는 물, 음식, 공기청정기, 숯으로 장식 등) ·병원처방약, 처방연고 바름	·변화 상태가 진전은 없이 유지됨

복 용 후		
증 상	복용방법	경 과
·그 동안의 노력으로 더 심해지진 않았지만 잠자다 말고 긁어댐	·500ml 생수에 골드 1포를 타서 먹임	·장염으로 잦은 설사를 함 ·그러나 탈수는 없음
·20일 후 낮에 놀다가도 온몸을 긁어댐		·가려움증이 심해짐 ·번짐 현상이 나타남
·세이겐 복용을 갈등하기도 함	·계속 먹이면서 따뜻한 목욕물에 세이겐을 풀어줌 ·보습제를 충분히 발라줌	·가려움으로 인해 깨지 않고 잘 잠 ·피부가 부드러워짐 ·음식에 대한 반응이 약해짐

안녕하세요!
우연하게도 오늘이 2008년 6월 15일
은아들이 세이건을 먹은지 만2년이네요.
아들은 현재 6세이예요. 태어날때부터 머리속. 얼굴이 여드름처럼
좁쌀암반 안개이들로 가려웠던지. 아픈건지 넘 힘들어해서
산부인과 선생님...

처음에는 태열까...
계속 접히는...
진물르기 시작해...
있을때라...
아들이 때문...
아이를 위...
저 딸...
원인이...
아들은...
원...
...

아들을 바야하고 가제수건으로 똘똘 감싸지만. 금세 풀어져
이중. 3중으로 몸의 놀와 방감을 0을 벗치여 살았습니다
아직까지는 연차가 많는듯 안았습니다

하지만 계절이 바꿀때마다. 1년차. 2년차가 확연하게
달라지는걸 알수 있습니다
어쩔수 없는 음식도 점점 많아지고 있습니다.
세이건을 먹으로 계신분들 아시겠지만 연약이 강해져요.
한약 또한 20일이상 항생제 복용을 했던 딸도
세이건 먹인 후로 넘 건강해져 연차가 어느때보다 강한
이때에 항생기 치료 한번 안 하고 잘 넘어가고 있습니다.

세이건에 대한 제 경해는 이려합니다.
은 세이건 말고 다른 것과 인해 아토파를 치료하신분도
많으리라 생각합니다. 책에서 본 아토피 뜻이 "사람과 "알수없는"
이라고 읽었습니다. 즉. 정확하고 밝혀로 이유도 없다라는
뜻이기도 합니다.

아토피로 인해 너무하지는 우리나라 엄마들에게
은 아들을 본보기로 삼아 적극 권하드리고 싶습니다
아이들의 장래를 위한다면, 늦지 않으시길 바랍니다. "꾸벅."

2008. 10. 15

행복한 엄마가 ♥

▲ 체험담과 사진을 제공해 주신 서경희
씨와 따님 비안이, 아드님 병무에게
깊은 감사를 드립니다.

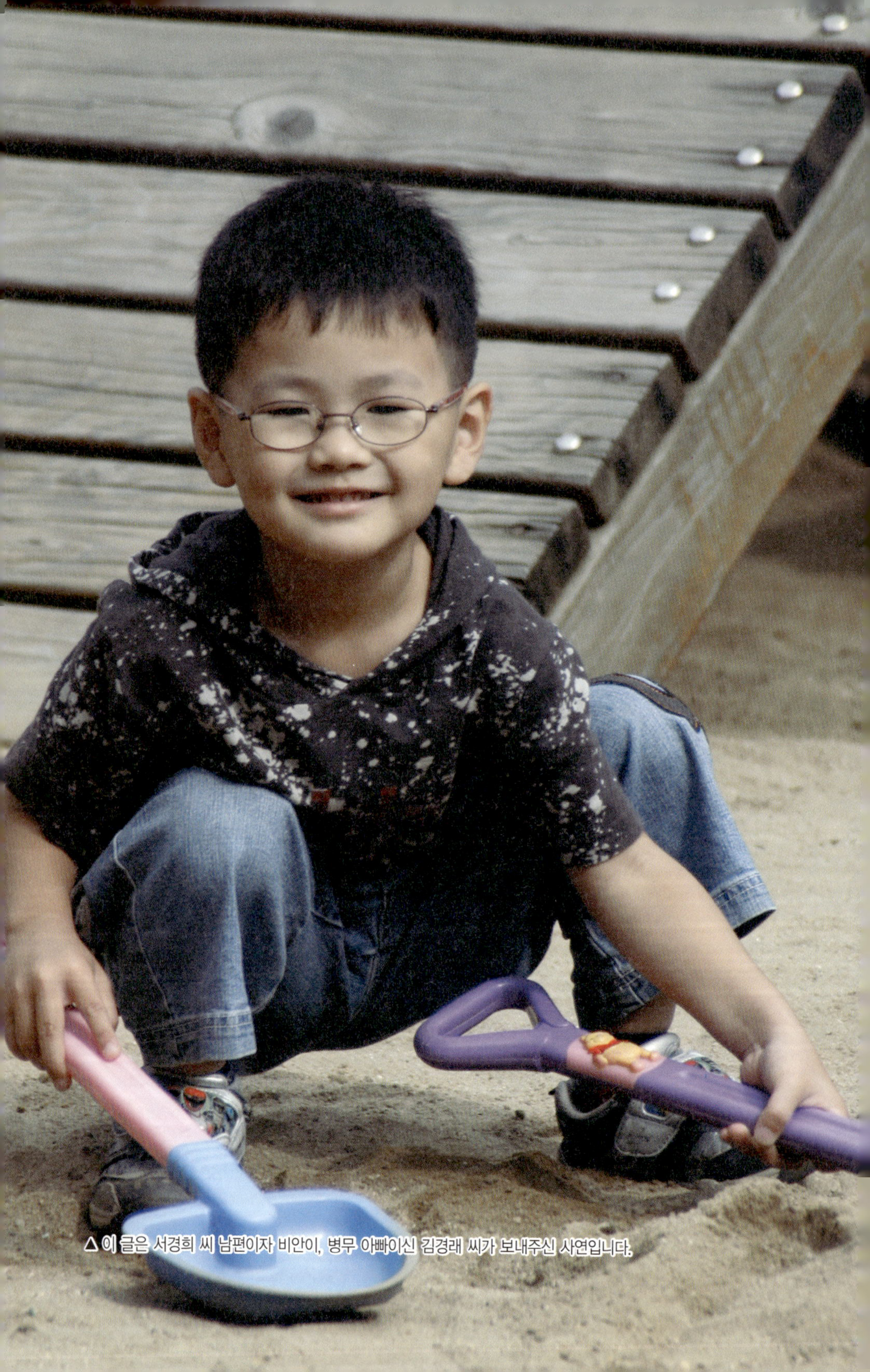

△ 이 글은 서경희 씨 남편이자 비안이, 병무 아빠이신 김경래 씨가 보내주신 사연입니다.

'또 속았네!' 생각하고 한 번 믿어보세요!

■ 김경래(경기도 분당)

제 나이는 올해 마흔 다섯입니다. 두 아이의 아버지가 된 지도 벌써 6년이 되었습니다. 돌이켜보면 최근 2년 동안은 밤에 편히 잠도 자고, 아이들의 질병에 대한 걱정이나 근심을 해본 일이 거의 없는 것 같습니다.

마치 거친 계곡을 숨 넘어가듯 굽이쳐 오던 물결이 드디어 호수에 이르러 아주 잔잔히 멈춘 듯, 흐르는 듯 흐르며, 햇살에 반짝이면서 그렇게 지극히 평화로운 느낌이라고나 할까요? 그러나 그것은 '세이겐' 이라는 마약과도 같은, 약 아닌 약을 만난 이후에 가능했던 일입니다.

2006년 가을 무렵, 보험 및 투자 전문 설계 FC인 아내가 "생소한 마약가루 같은 약?"-세이겐을 처음 봤을 땐 그렇게 보였습니다-을 들고 왔습니다.

아내는 유산균이 어쩌고 저쩌고 하면서 다짜고짜 아이들에게 그것을 먹이는 것이었습니다.

어디서 어떻게 굴러온 것인지, 무엇에 쓰는 것인지, 검증이 된 것인지 아닌지, 부작용은 없는지, 중독성이 있는 건 아닌지, 복용 방법이 정확하지 않으면 생명에 위해가 될 수 있는 소지는 없는지… (참고로 저는 자타공인 'A형 중에서도 최상급' 으로 까다롭습니다). 걱정이 이만저만이 아니었습니다.

그런데 글쎄 아내는 아무런 주저함도 없이 미지근한 물에다 몇 봉지씩 털어넣고 휘휘 저어서 그 어린 딸 비안이(당시 7살)에게 하루에도 몇 번씩이나, 심지어는 아침 공복도 상관없이 먹이는 게 아닙니까?

사실 처음엔 세이겐을 볼 때마다 말로 안 되면 아내를 두드려 패서라도 중단시켜야 하는 것은 아닐까 생각했습니다. 마치 몇 해 전에 봤던 '대장금' 이라는 드라마에서, 임금님의 주치의가 된 장금이의 약제 및 처방법에 대하여 경계하면서 오금 저려하던 그 충성스런 신하들처럼 무조건적으로 말입니다. "아니, 네 년이 정녕 폐하를 죽일 생각이더냐!" 라며 치를 떨던 신하들의 심정과 전혀 다를 바 없었습니다.

그 당시 딸 비안이의 병세에 대하여 설명하자면(시커멓게 멍들었던 가슴이 다시금 멍이 도질까봐 아직도 두렵기만 합니다), 태어날 때는 잘 몰랐지만 생후 5개월 정도부터 증상이 시작되었습니다. 목, 기관지, 코 등 호흡기 계통에 태생적 결함이 있었던 것인지, 사시사철 밤낮없이 목감기에 기침을 동반한 고열로 39도, 41.2도까지의 불덩이가 되곤 해서, 직장에 나갔다가도 병원으로 달려가고, 야간에도 응급실로 달려가고 그렇게 수년을 보내야만 했었습니다. 그 어린 것에게 항생제를 오랫동안 먹여온 결과 이제는 어떤 약도 쉽게 잘 듣지 않게 되었고, 죄책감과 두려움의 나날을 보내고 있었습니다. 누구나 그렇듯 별의별 방법을 다 써보았고, 마지막에는 '뾰족한 치료 방법은 없나 보다' 라고까지 생각했습니다.

더군다나 그 무렵에 태어난 남동생 병무는 태어날 때부터 얼굴이며 온몸이 마치 불두꺼비 같았습니다. 그래서 산후조리원에서의 별명이 '중학생' 이었습니다. 여드름 꽃이 핀 사춘기의 중학생이 연상된다며 검진하러 온 의사선생님이 지어준 별명이었습니다. 밤새 긁느라 잠도 못 자고, 우유를 먹이면 더더욱 심해져 차마 옆에서 눈뜨고 볼 수 없는 지경이었습니다. 옆에서 보고 있노라면 금방이라도 광기 어린 발작을 일으킬 것 같은 느낌에 대책 없는 나날을 보내야 했습니다.

그렇게 약 3년. 마치 언제 터질지 모르는 폭탄을 안고 사는 심정으로, 두려움과 죄책감으로 점철되다 못해 감각이 마비될 정도의 세월을 보내고 있었습니다.

그러한 지경이었기에 세이겐을 먹이면서도 '먹여봤자 소용없겠지' 하는 마음과 '아이들이 정신적으로나 육체적으로나 잘못되는 것은 아닐까' 하는 마음에 두려워했습니다.

그런데 먹이기 시작한 지 얼마 지나지 않아 마치 연기만 솔솔 내뿜던 조용하던 화산이 아예 마그마를 토해내며 폭발을 해버리듯이, 더더욱 심해지는 게 아니겠어요! 그때 또 한 번 대장금의 장면이 떠올랐습니다. 장금이가 "마마 이제 약이 온몸에 퍼지고 그 약의 효험이 받아들여지고 있는 과정의 싸움이니 부디 참고 이겨내셔야 하옵니다." 라고 말하자, 충신(병신)들은 이렇게 말했었지요. "네 이년! 네 년이 감히 제 정신으로 지껄이는 게냐? 이년을 당장 잡아 가두어야 하옵니다. 통촉하여 주시옵소서 마마!"

딱 그 상황이었습니다. 아내는 장금이가 되었고, 저는 충신이 되었습니다. 그렇게 전쟁과 같은 하루하루를 보내던 때였습니다.

1월 초순 경의 어느 날, 과로와 감기 몸살로 약 24시간 동안 깨질 듯한 두통에 시달렸고, 살짝만 만져도 온몸이 으스러질 것 같았습니다. 약을 먹고, 꿀을 타 먹고, 땀을 내고 해도 아무런 효과가 없었습니다.

그렇게 죽은 시체처럼 마냥 늘어져 있다가 심한 갈증으로 일어나 보니 아내가 아이들을 데리고 어디론가 나가버렸고 집은 쥐 죽은 듯 조용했습니다.

겨우겨우 기어서 냉수 한 사발을 들이키고 다시 기어서 제자리로 돌아가려는 데, 전자레인지 위에 세이겐 그 빨간 놈이 눈에 희미하게 들어왔고 순간! 한 번 먹어봐야겠다는 생각이 번개처럼 스쳤습니다. 그 와중에도 꺼내 먹었다는 것을 안 들키려고 얼른 입에 털어넣고 봉지는 휴지통이 아닌 바지 주머니에 잘 넣어놓고는 다시 정신없이 잠이 들었습니다.

얼마나 더 잤을까? 아이들의 시끄러운 소리에 눈이 떠졌는데 아 글쎄, 어찌된 일인지 머리와 온몸이 언제 그랬냐는 듯 말짱했고, 마치 꿀맛 같은 낮잠을 자고 일어난 것처럼 개운한 게 아닙니까!

그 시간 이후 전 만나는 사람마다 누군가 아프다거나 병자가 있다는 말을 들으면, 기왕 속은 거 마지막이라고 생각하고 딱 한 번만 '사기'를 당해보라고 세이겐에 대해 설명해 주면서, 사기 아닌 사기를 치고 다닙니다.

마지막으로 부디 당부드리고 싶은 말은, 최소한 임신 전 3년 정도부터는 몸을 마치 농사짓는 농부의 논, 밭처럼 깨끗하고 아름답고 풍요로운 옥토와 같이 가꾸고 다듬어 놓아야 할 것이며, 그 정도로 못하겠다면 한 번 더 최소한 임신 중에라도 자신이 먹는 음식물이 곧 태중의 아이가 먹는 음식이기에 절대로 당기는 입맛대로 먹지 말고 어떤 영향을 어떻게 미칠 것인가를 무조건 2, 3회(번) 이상씩 곱씹어 생각하고 확인하고 먹어야 할 것 같습니다.

또한 모든 음식을 가리지 말고 입맛대로가 아니라, 철저히 계획된 식단으로 드셔야 할 것입니다. (해물〉채소〉육류 등의 순서가 좋을 것 같습니다만…)

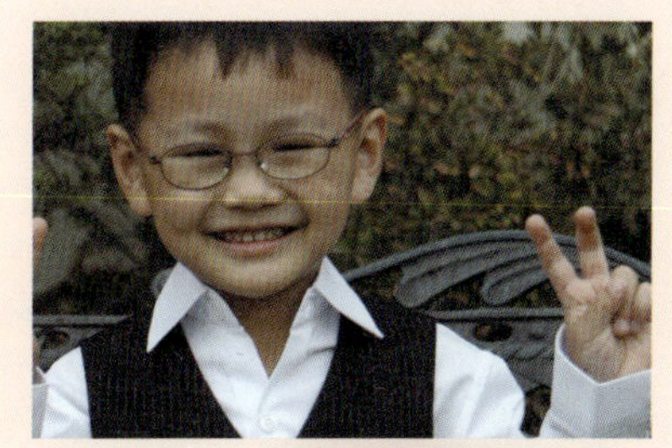

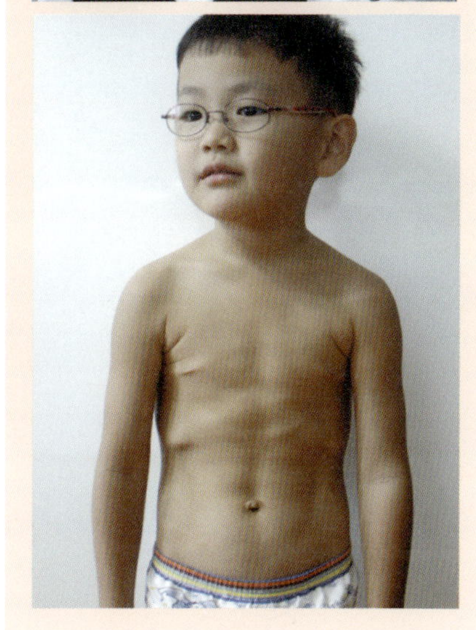

아니, 그것도 어렵다면 뜨겁고, 차갑고, 맵고, 짜고, 좋아하는 것으로 편중되거나 자극적인 것은 절대로 어떤 경우라도 참고 피해야 합니다.

왜냐하면 마지막으로 사실을 토로하자면 제 아이들이 바로 그 증거이기 때문입니다. 큰(딸) 아이도 태중에 있을 때 엄마가 덥고 열이 많아서 견디지 못하고 얼음만 좋아하더니만 기관지가 끝내 구조적으로 영향을 받아서 태어났고, 작은(아들) 아이는 유독 컵라면만 그렇게 당기는 대로 먹어 대더니만 결국 '중학생'이 되어 태어난 것입니다. 놀라운 일입니다. 아니 전혀 놀라운 일이 아닙니다. 당연한 일입니다. 알고 보면 콩 심은 데 콩 나고 팥 심은 데 팥 나온 것이니까요.

하지만 지금은 강원도 영월의 김 서방네 딸과 아들은 이제 깨끗하고 맑게 나았고, 김 서방은 그 아내를 황후처럼 받들며 지금은 잔잔히 부서져 빛나는 호수 물결처럼 근심 걱정 없이 건강하고 행복하게 잘 살고 있다는 전설이올시다.

※ 체험담과 사진을 제공해 주신 김경래 씨(비안이, 병무아빠)께 깊은 감사를 드립니다.

제 3 장
아토피 피부염을 이겨낸 사람들

-일본 체험담-

- 아토피성 피부염, 스테로이드와 씨움 종료
- 아토피성 피부염과의 전쟁에서 이기고 있다!
- 특발성 혈소판 감소성 자반병과 아토피 고통에서 벗어나다!
- 3살 아이의 승리… 아토피성 피부염이 낫다!
- 손가락 건조증이 몸 전체 아토피로…
- 30년 동안 고민해 온 아토피의 고통에서 해방

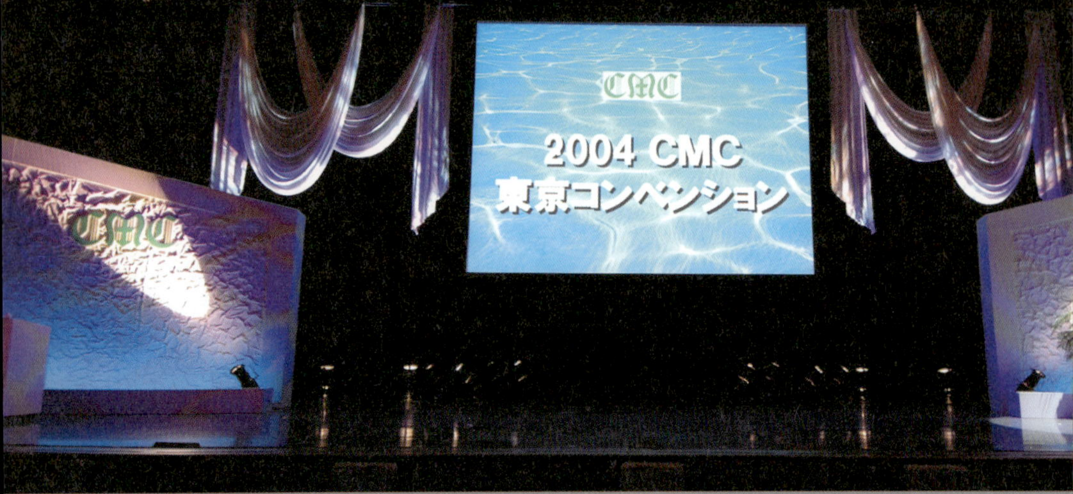

일본의 유산균생산물질 연구자료 발표 및
체험담 발표 CMC컨벤션

일본의 체험담은 컨벤션 등의 발표 자료 또는 왈츠라는
회원들의 정보교류지에 투고한 체험담 등을 번역한 자료입니다.

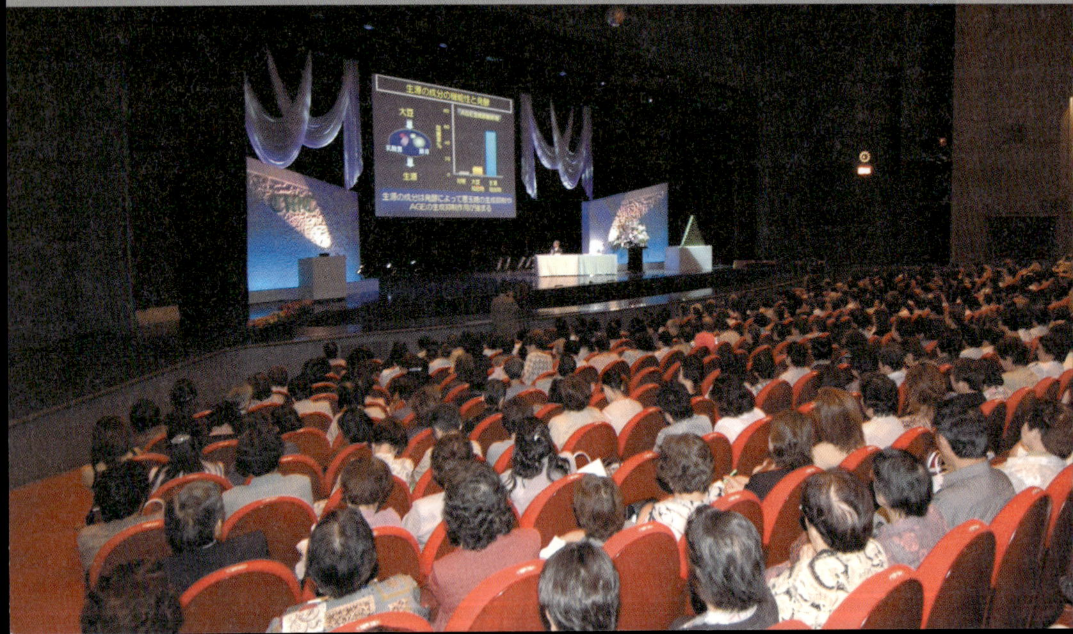

아토피성 피부염, 스테로이드와의 싸움을 종료하다!

■ 하시모토 치카라(34세, 군마현 마에바시시)

사회자 : 하시모토씨 안녕하세요? 우선 처음 증상이 어떠셨습니까?

하시모토 : 네. 대학이 카나가와에 있었기 때문에 자취생활을 시작했고, 1학년 가을부터 아토피성 피부염으로 고생을 하기 시작했습니다. 한 번 가려워지면 참지 못하고 온 몸을 긁곤 했기 때문에 공부도 제대로 할 수 없었습니다.

생활환경의 변화도 원인 중의 하나라고 생각합니다. 패치 테스트 결과 집 먼지가 큰 원인이라고 했습니다. 열심히 청소도 하고, 이불도 말렸지만 온 몸의 가려움이나 피부염을 억제하는 것은 스테로이드 외에는 없었습니다. 병원에서도 다른 치료 방법은 없이 스테로이드제만 처방해줄 뿐

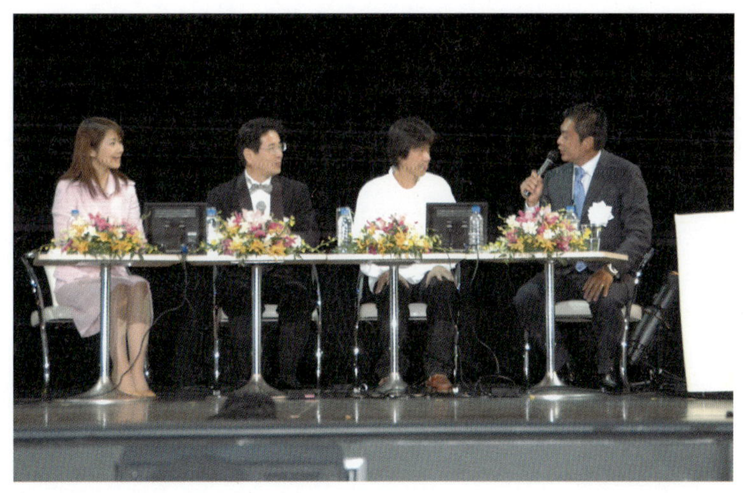

이었습니다. 그래서 저는 스테로이드제에만 의지할 수밖에 없었습니다. 하지만 스테로이드제를 사용하면 일시적으로 회복되었을 뿐 완치되지 않았고, 앞으로도 이런 상황이 계속될 것을 생각하면 초조하고 불안해져서 괴로웠습니다. 정말 눈물이 나올 정도로 괴로운 날들이었습니다. 사람들은 얼굴의 피부가 붉은 것을 보고 술 마셨냐고 놀리기도 했기 때문에 사람을 만나기도 싫어졌고, 항상 고개를 숙이고 땅만 쳐다보면서 대학 생활 4년을 보냈습니다. 그래서 한창 즐거워야 할 대학 생활이 저에게는 고통스러운 나날이었습니다.

사회자 : 네, 그러셨군요. 그럼 아토피성 피부염에 대해 세키구치 선생님, 좋은 말씀 부탁드립니다.

세키구치(아카사카 세키구치 클리닉 원장) : 여러분 안녕하세요. 세키구치입니다. 아토피란 1923년에 그리스어인 atopos에서 붙여진 이름으로, '기묘한' 이란 뜻입니다. 영어로는 'strange' 가 됩니다.

알레르기성 반응에 의해서 발생하며 특히 현대사회에서 면역 글로블린 E, IgE가 높은 사람에게 발생하기 쉽습니다. 하시모토 씨의 데이터에서도 IgE가 4,300(정상은 250 이하)으로 상당히 높습니다.

일본 피부과학회에서 정의하고 있는 아토피성 피부염은 악화와 완화를 반복하는 가려움증을 동반한 습진으로 난치병입니다. 스테로이드로 좋아지기도 하지만, 반드시 좋아지는 것은 아니며 나빠지기도 합니다. 또 유아형, 소아형, 성인형 등이 있으며 아이 때는 증상이 심하다가 커가면서 좋아지는 경우도 있습니다.

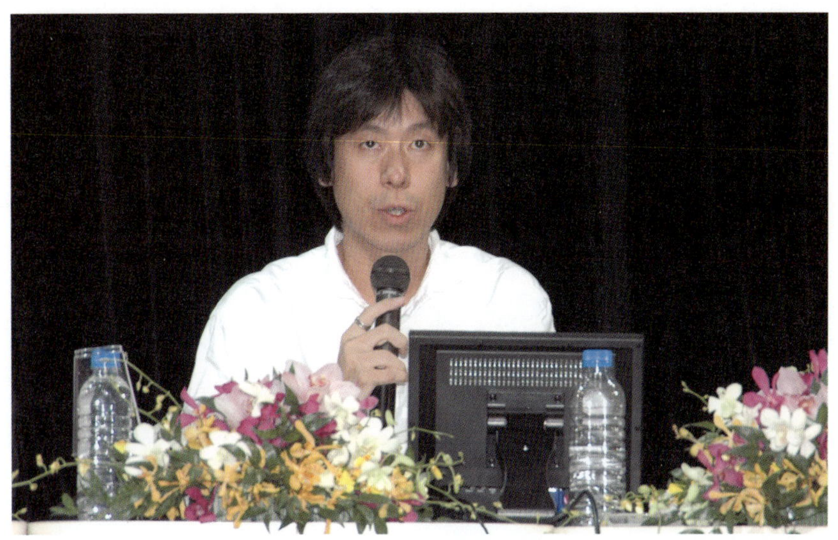

하시모토 씨의 경우는 성인형이라고 생각되며 원인이 무엇인지 파악하기는 어렵습니다. 저는 40년 전에 의대를 졸업했는데 당시에는 이 아토피성 피부염에 대해서는 배우지 않았습니다. 즉 현대사회의 질병이라는 것입니다. 특히 선진국에서 많이 발생하며 전 국민의 15%가 앓고 있습니다. 저개발국에서는 발생하는 건수가 적습니다. 이것은 통풍이 잘 안 되는 높은 주택의 생활환경과 크게 관련이 있습니다. 하시모토 씨의 경우도 진드기라든지 집 먼지에 대한 반응이 컸습니다. 그리고 스트레스와 식사에도 영향이 있습니다. 하시모토 씨는 일식? 양식? 어느 쪽을 좋아하십니까?

하시모토 : 육식만 했습니다.

세키구치(아카사카 세키구치 클리닉 원장) : 알레르기 체질로 만들기 쉬운 리놀산(마요네즈, 마가린, 포테이토칩 등)을 과잉 섭취하는 것과도 연관이 있습니다. 오래 전부터 전해져 온 일본의 전통 식사, 즉 일본 사람에게는 일식이 좋습니다. 지금 증상이 호전된 것은 자연치유력과 거기에 '세이겐'의 효과가 더해진 것이라고 생각합니다.

사회자 : 선생님 감사합니다. 그럼 하시모토 씨, 이제 세이겐을 어떻게 알게 되셨는지 들려주시겠습니까?

하시모토 : 대학을 졸업하고 직장생활을 했고, 결혼을 했습니다. 그때까지도 스테로이드제를 계속 복용해 왔습니다. 그러던 중 2002년 7월 29일, 어머니의 지인을 통해 세이겐을 알게 되었습니다. 그 분들을 통해 여러 가지 체험담도 듣게 되었고, 어머니께서도 한 번 먹어보라고 말씀하셔서 세이겐 골드를 하루 5포씩 일주일 정도 먹게 되었습니다.

또 도쿄 롯본기에 계시는 히라이시 선생님을 소개받고, 선생님과 상담을 통해 나을 수 있다는 확신을 갖게 되었습니다. 선생님께서는 시간은 걸리지만 불안해하지 말고, 천천히 치료를 해보자고 하셨습니다.

그동안의 치료는 치료가 아니었습니다. 저는 병과 싸운 것이 아니라 단지 스테로이드제로 억제시켜 왔을 뿐이었다는 것을 자각하게 되었습니다. 그래서 면역력을 키워서 내 스스로 병과 싸워보자고 결심하고 히라이시 선생님께서 처방해 주신 크림을 바르면서 세이겐을 먹기 시작했습니다.

사회자 : 세이겐을 드시고 어떤 변화가 있었습니까?

하시모토 : 경과는 상당히 심각했습니다. 온 몸이 적갈색으로 변하고 부어올랐으며, 체내에서 세포액이 땀처럼 흘러나와서 지금까지 체험해 본 적 없었던 전혀 다른 반응이 나왔습니다. 회사도 휴가를 받지 않으면

안 될 정도로 심각한 상태였기에 병가를 내었고, 집에서는 거울을 눈에 안 띄게 숨겨두고, 밤에 목욕할 때는 불도 끄고, 낮에 목욕할 때는 커튼을 쳐서 어둡게 했습니다. 그리고 관절이 부어올라 구부리지 못하는 상태였기에 입욕 후에는 아내에게 크림을 발라 달라고 했습니다. 이런 모습을 누구에게도 보여주고 싶지 않았고, 스스로도 보고 싶지 않았습니다.

1개월 후가 절정이었습니다. 더 이상 견딜 수가 없어서 아내에게 포기해야겠다고 했습니다. 아내는 옆에서 도와주겠다고, 그리고 다른 식구들 모두 응원하고 있으니 조금만 더 힘내자고 했습니다. 그래서 마음을 고쳐 먹고 작은 희망을 가지고 하루하루 열심히 견뎠습니다. 그 기간 동안 스테로이드는 전혀 사용하지 않았고, 매일 세이겐 골드 3포, 알파 1~2포씩 먹었습니다. 또 목욕 시 욕조물에 골드 1포를 넣었고, 욕조에서 나오면 골드를 녹인 정제수로 스프레이를 하였고, 히라이시 선생님께서 처방해 주신 크림을 발랐습니다. 이렇게 매일 매일 반복하자 피부는 양파처럼 계속해서 벗겨지고, 머리카락도 빠져 듬성듬성했습니다.

그 후 조금씩 군데군데 원래 피부색으로 돌아오기 시작했고, 마침내 4개월 동인의 고통에서 해방되었습니다. 언제인가부터 가려운 것도 없어지고, 더 이상 세포액도 나오지 않아 티셔츠나 이불에 묻지도 않았습니다. 목욕도 밝은 조명 아래에서 할 수 있게 되었습니다. 다시 회사로 복귀해서 전보다 더 적극적이고 자신 있게 일에 임할 수 있게 되었습니다.

그 후 2년이 지났지만 지금까지 아토피 증상은 한 번도 없었습니다. 얼굴의 붉은 기도 사라졌고, 가끔 땀 때문에 손이 조금 가려워지는 정도입니다. 요즘은 히라이시 선생님이 주신 크림의 양이 줄지를 않습니다. 바르지 않아도 상태가 좋기 때문입니다. 현재 세이겐은 2포 정도 먹고 있으며, 매사에 자신감이 생겼습니다. 스스로 면역력을 높이면 병에 걸리지 않는다는 것을 매일매일 체감하고 있습니다. 식사도 생선이나 야채, 무엇이든 가리지 않고 맛있게 먹습니다.

사회자 : 하시모토 씨의 회복기는 한 편의 드라마를 보는 듯합니다. 이시카와 선생님, 그럼 아토피성 피부염과 세이겐과 어떤 관계가 있습니까?

이시카와(신세이 클리닉 원장) : 이시카와입니다. 저는 지금 83세로 70살 때부터 세이겐을 먹고 있으며 아주 건강합니다. 그래서 지금도 환자 분을 진찰하고 있습니다. 건강을 위해 세이겐을 먹고 세포 자체를 건강하고 젊게 만들어, 살아 있는 동안은 이렇게 진료도 하면서 삶에 대한 보람과 사명감을 갖고 희망에 찬 생활을 계속하고 싶습니다.

아토피성 피부염은 아기 때 걸리는 사람, 어른이 되어서 걸리는 사람, 아기 때부터 어른이 됐을 때까지 계속되는 사람 등 여러 가지입니다. 이 질환은 쉽게 낫는다고 생각해서는 큰 오산입니다. 계란 종류나 콩을 먹고 피부염에 걸리는 사람은 처음부터 조심해야 합니다. 저는 아토피체질이라고 생각되는 분들께 세이겐을 권해 드립니다. 세이겐으로 만든 미용액을 발라서 아토피성 피부염이 낫거나, 지금은 중학생인 환자가 초등학교 때부터 세이겐 알파를 먹고 나은 사람도 있습니다.

세이겐은 몸 안의 장내세균 중 나쁜 세균들을 감소시키기 때문에 몸 전체가 좋아집니다. 그렇게 되면 아토피성 피부염이나 알레르기에 걸리기 어려워집니다. 이런 증상에는 세이겐을 먹는 것도 중요하고, 바르는 것도 중요합니다.

어쨌든 아토피성 피부염은 오래 가고 평생 동안 낫지 않을 수도 있다는 것을 염두에 두시기 바랍니다. 탕 안에 오래 있지 말고, 비비지 말고, 부드럽게 문지른 후 잘 씻어내야 합니다. 그런 다음 보습제나 세이겐을 섞은 정제수를 바릅니다. 저희 병원에서는 레스타민 연고에 세이겐을 혼합해서 사용하고 있는데 경과가 상당히 좋습니다.

가려움이 심해서 습관처럼 긁는 사람이 있는데, 될 수 있는 한 긁으면 안 됩니다. 물론 스테로이드제를 사용해도 됩니다. 당분간 사용해서 어느 정도 염증이 가라앉으면 사용을 중지하는 것이 좋다고 생각합니다. 아토피성 피부염 외용약인 크로타민(면역 억제제)도 겸용해서 사용하시면 좋을 것 같습니다. 이 질환은 오랫동안 계속되므로 일상생활에 지장을 주고 신경도 예민해지기 쉽습니다. "아토피! 멀리 떠나버려!!"라는 주문을 외우며 식사요법과 세이겐을 이용해서 체내 환경을 변화시켜 가는 것이 중요합니다. 그리고 진드기와 먼지에 대한 대책도 중요합니다.

사회자 : 감사합니다. 끝으로 히라이시 선생님, 주치의로서 하시모토 씨의 증상에 대해 어떻게 생각하십니까?

히라이시(히라이시 클리닉 원장) : 하시모토 씨는 지금은 아주 밝은 얼굴이지만, 처음 병원에 왔을 때는 정말 대단했습니다. 모자를 눌러쓰고, 선글라스를 끼고, 마스크를 하고, 마치 강도 같은 모습이었습니다. 사모님이 운전을 하거나 스스로 운전을 해서 롯본기까지 한 달에 한 번 오셨습니다. 마에마시의 집에서 병원까지 오는 것도 힘들었을 것입니다. 처음에는 스테로이드를 사용해서 얼굴색이 검게 색소 침착이 있었고, 표정도 얼굴도 굳어 있어서 웃는 것도 불가능한 상태였습니다.

혈액에서 보통 280 정도인 IgE가 4,300이었고, 임파구도 매우 커서 알레르기를 일으키고 있음을 알 수 있었습니다. 운이 좋았던 것은 집 먼지나 진드기 등 외부에서 오는 알레르기였다는 것입니다. 음식, 예를 들어 계란 흰자나 밥이나 밀가루, 국수 등 입으로 들어오는 것에 대한 알레르기 반응은 매우 적었습니다. 즉 하시모토 씨의 경우 원인은 혼자 살게 되면서 2~3개월 동안 청소를 제대로 안 하게 되자 그러한 환경을 통해 일시에 증상이 나타난 것이 아닌가 생각합니다.

그리고 최종적으로는 스테로이드와의 싸움입니다. 이 상태가 1년 정도 계속되었습니다. 이 분의 경우는 사모님 또한 대단하십니다. 저희 병원에서는 "이혼 안 당해서 정말 다행이에요. 복 받으신 거예요."라고 농담 삼아 얘기하곤 합니다. 그 정도로 얼굴도 몸도 증상이 심했고, 냄새도 났으며, 출근도 못하는 상황이었습니다. 또 회사 분들도 도와주셨습니다. 총무부장님께서 집에 오셔서 현관 앞에서 하시모토 씨의 모습을 보자마자 "하시모토 씨! 완치될 때까지 천천히 치료하세요. 회사일은 걱정 안 해도 됩니다."라고 격려해 주셨다고 합니다.

평상시의 성실한 성격, 최선을 다해서 나으려는 의지, 그리고 사모님, 가족, 회사 분들, 그리고 군마지역의 CMC 회원 분들의 성원 덕분이라고 생각합니다. 확실히 세이겐 골드도, 알파도, 저희 병원의 크림도 모두가 조금씩 힘을 발휘했을지도 모르지만, 기본적으로는 세이겐이 만든 연결고리가 그를 치료했다고 생각합니다. 질병을 가지고 계신 분들은 100% 스스로와의 싸움이기에 저는 이 싸움에서 이겨내신 하시모토 씨께 그리고 사모님께 진심으로 박수를 보내드리고 싶습니다. (장내 박수)

혈액에서는 아직 다소 알레르기 반응이 남아있지만 세이겐 골드 1~2포, 알파 1~2포로 충분히 억제시킬 수 있다고 생각합니다. 이제 아이도 태어나고, 행복한 가정을 이루실 것이라고 생각합니다.

하시모토 씨, 제가 처음에 했던 이야기 아직 기억하고 계십니까? "CMC에서 주최하는 컨벤션이 있는데, 전국 각지에서 심각한 병을 갖고 계셨던 분들이 참석해서 병이 낫게 된 체험담을 발표하는 장소입니다. 하시모토 씨도 낫게 되면 컨벤션에서 꼭 발표하십시오. 그 자격이 충분히 된다고 봅니다."라고 말했습니다. 그리고 오늘이 왔습니다. 하시모토 씨, 정말 축하합니다. 그리고 정말로 감사합니다.

사회자 : 히라이시 선생님, 감사합니다. 그럼 하시모토 씨, 현재의 심경은 어떠십니끼?

하시모토 : 네. 먼저 격려하고 응원해 주신 가족과 친구들, 회사 분들께 감사드립니다. 그리고 히라이시 선생님, 기억하십니까? 처방된 약 봉투에 보통은 이름만 써주는데 선생님께서는 "힘내세요. 하시모토 치카라 씨! 파이팅!"이라고 써 있었습니다. 이것을 보고 정말 큰 힘을 얻었습니다.(장내 박수) 이번에 이렇게 많은 분들께서 절 도와주셔서 제가 새롭게

태어날 수 있었습니다. 저는 그 모체가 세이겐, 그리고 여기에 계시는 여러분이라고 생각합니다.(장내 박수)

사회자 : 소중한 체험담 감사합니다.

〈Brief〉

복용전		
증 상	복용방법	경 과
· 심한 가려움증으로 공부에 지장이 있음 · 집 먼지에 의한 아토피 발병	· 병원에서 스테로이드를 처방받음	· 얼굴 붉어짐

복용후		
증 상	복용방법	경 과
· 스테로이드 치료 중	· 하루 5포씩 일주일 정도 먹게 됨	
· 피부가 적갈색으로 변하고 부어오름 · 체내 세포액이 흘러나옴 · 관절이 부어오름	· 하루 골드 3포, 알파 1, 2포를 복용 · 목욕 시 골드 1포를 풀어 입욕함 · 골드를 녹인 정제수를 스프레이함	· 피부가 양파처럼 벗겨짐 · 머리카락 빠짐
· 얼굴의 붉은 기 사라짐 · 가끔 땀으로 인한 약간의 손 가려움 · 원래의 피부색으로 돌아옴	· 세이겐 2포씩 복용	· 매사에 자신감이 생김 · 음식을 가리지 않고 먹게 됨

아토피성 피부염과의 전쟁에서 이기고 있다!

■ 도모히사 요시가즈(나가노현 이이다시)

저는 중학교 때부터 아토피성 피부염이 발병해 대학을 졸업하고, 사회인이 되어서도 점점 더 심해졌습니다. 스테로이드를 사용해 어떻게든 순간순간을 모면하면서 취직도 했고, 결혼도 했습니다. 아이들도 태어났지만, 쌍둥이도 태어나면서부터 아토피성 피부염으로 고생했습니다. 전국의 좋은 병원은 거의 다 가보았고, 한방부터 온천요법까지 무엇이든 해보았습니다.

스테로이드를 고등학교 때부터 사용하기 시작해 약 20년이 지난 지금 신문과 매스컴에서 그 부작용을 다루게 되면서 그만두고 싶다고 생각했지만, 멈추면 가려워서 정신적으로 안정이 되지 않는 생활이 몇 년 동안 반복되었습니다.

스테로이드를 그만둔 계기는 온천요법이었습니다. 그 점은 지금도 감사하고 있습니다. 스테로이드 사용을 멈추고 5,6년이 지났지만, 아직도 가렵고 땀과 먼지에 대한 저항력은 떨어져 있는 상태입니다. 부모님과의 갈등도 가끔 있어서 같이 살던 아내와 아이들과도 그 때문에 별거하다가 이혼하는 아픈 경험도 했습니다.

그렇게 되고 나니까 몸도 마음도 엉망진창이었습니다. 마음도 염세적으로 변해 결국에는 자살 미수까지 가는 상황이 벌어졌습니다. 이제 자신의 힘으로는 아무것도 할 수 없다는 생각이 들어 정신과 문을 계속해서 두드렸습니다. 맨 처음에 간 병원에서는 정신분열증, 다음 대학병원에서는 항우울신경증, 다음 병원에서는 인격장애 조울증이라는 여러 가지 병명들을 들었지만, 아토피의 고통으로부터는 전혀 빠져나올 수 없었습니다. 그래서 어떻게든 이 고통에서 꺼내달라고 매일 잠못 드는 자신과 병원을 책망하며 괴로운 나날을 보냈습니다.

그리고 다음 병원에서 약간의 전환기를 맞았습니다. 몇 개월 동안 치료를 받았는데, 의사 선생님은 "당신은 정신병도 어떤 병도 아닙니다. 아토피에 의한 고통 그리고 부모님과 어릴 때부터의 불화로 인한 억압 등이 지금의 상태를 만든 겁니다."라고 말씀하셨습니다. 나중에 알았지만 AC(Adult Children)인 사람들은 때때로 저처럼 여러 가지로 오진된다고 합니다.

AC라는 것은 다시 말하자면 가족, 특히 부모님과의 사이에서 정서적으로 안정되지 못한 채 성인이 된 사람으로, 거기에는 살기 힘든 여러 상황 및 증상이 동반됩니다. 이번에는 이 AC와의 관계가 저에게 큰 문제가 되었습니다.

치료도 지지부진하게 진척되지 않던 아토피와의 갈등 속에서 큰마음 먹고 동경에 가보기로 했습니다. 동경까지는 고속을 이용하여 편도로 5시간이나 걸리는 거리였습니다. 한 번 왕복 시 차비를 포함하여 2만 엔 정도의 비용이 들었습니다. 그러나 나을 수 있는 기회가 확실히 그곳에 있다고 믿고 동경클리닉에 다녔습니다.

그 사이에 가족과의 관계에 대해서도 점차 알게 되었습니다. 저는 어렸을 때 부모의 사랑을 별로 받지 못하고 자란 것 같습니다. 아이 때부터 여러 가지 스트레스가 겹쳐 고등학생 시절에 아토피성 피부염으로 발병된 것이었습니다. 그러나 비용도 시간도 많이 들었기 때문에 몇 번 간 뒤 얼마 동안은 가지 않았습니다. 그러면 또 다시 괴로움에 몸부림치는 날들이 저를 에워쌌습니다.

작년 10월, 드디어 세이겐을 알게 되었습니다. 직장 선배 한 분이 종종 저를 걱정해서 집에 오곤 했는데, 그 선배가 세이겐에 대해 설명을 해주었습니다. 그 선배도 얼마 전에 어머님이 권해서 먹고는 심장이 좋아졌다고 했습니다. 이 선배와는 예전부터 사이가 좋아 인생 상담을 하기도 하는 사이였습니다.

저는 클로렐라부터 한방까지 아토피에 좋다는 여러 가지 것들을 복용해 봤기 때문에 '혹 돈만 쓰고 좋아지지 않는 것은 아닐까?' 하는 생각이 강하게 들 수밖에 없었습니다. 그래도 숙고를 한 끝에 '이것을 마지막으로 시도해 보자. 3개월 아니 2개월이라도 먹어보자.' 라고 생각하고 마지못해 먹기 시작했습니다.

그런데 이상했습니다. 정말로 이상했습니다. 2개월 정도 지난 12월에 접어들면서 몸에 변화가 나타났습니다. 저는 호전반응에 대한 이야기를 체질개선연구회 이이다 지역의 책임자인 지카후지 씨로부터도 들었기 때문에 크게 놀라지는 않았습니다.

그러나 세이겐을 먹기 시작한 사람의 대부분이 이 호전반응에 놀라서 그만둔다고 말하던 어느 강사의 말이 어떤 의미에서는 이해가 갔습니다. 이것은 세이겐을 소개할 때에 가장 먼저 말해두고 싶습니다.

이 시기 무언가 몸이 변화되기 시작했습니다. 머리에서는 노란색 액체가 나왔고, 가려움은 더 심해졌습니다. 너무 가려워서 그 부분을 긁으면 뚝뚝 액체가 나왔습니다. 눈도 거의 무언가로 막혀 있는 상태였습니다. 호전반응이라고는 알고 있었지만 정말 힘든 한 달이었습니다.

그렇게 한 달 정도가 지나면서 삼출액은 사라졌지만 몸의 가려움증은 변함이 없었습니다. 단, 활동에는 변화가 생겨 열심히 외출하려고 했습니다. 가만히 있을 수 없는, 무엇인가를 해야겠다는 기력이 솟아올랐기 때문입니다. 이것이 유산균생산물질의 효과 때문이라는 것은 조금 지나서야 알았습니다.

2월도 중순이 되었고, 드디어 추위도 본격적으로 찾아왔을 때 전신이 가려웠지만, 이번에는 전처럼 삼출액은 나오지 않았습니다. 작년 11월부터 저는 가능하면 연구회의에 참석했고, 강사 선생님의 애기에 귀를 기울였습니다. 세이겐의 복용량은 어느 정도 기준이 있지만, 최종적으로는 개개인마다 자신의 몸에 맞춰서, 또는 강사 선생님의 조언을 받으면서 결정하면 좋을 것 같습니다. 그때부터 서서히 세이겐의 복용량을 늘렸습니다.

그때 동네에서 고바야시 아키히토 선생님의 강연이 있었습니다. 전날까지 몸 상태가 안 좋아 참석할 수 없을 것 같다고 생각했지만, 세이겐을 탄 물에 2~3시간 입욕을 해서 진정이 되었기 때문에 무조건 나갔습니다. 정신과 의사인 고바야시 선생님에게 제 과거와의 연관성에 대해 꼭 말씀을 듣고 싶었기 때문입니다. 강연 후 개별 상담을 신청했습니다. 가장 듣고 싶었던 것은 마음의 문제였습니다. 왜 이 유산균생산물질에 의해 안정이 되는지를 물었습니다. 선생님은 마음은 크게 말하면 뇌인데, 그 뇌에 유산균생산물질이 직접 작용하기 때문이라고 대답해 주셨습니다.

저는 바로 이해를 했습니다. 그 날 이후 저는 고바야시 선생님의 카운셀링을 정기적으로 받았습니다. 나고야 클리닉에도 갔습니다. 이이다에서 일반 도로로 달려도 3시간도 걸리지 않고 갈 수 있었습니다. 요즘에는 아토피도 나아가고 있어 즐겁고 만족스러운 나날을 보내고 있습니다.

세이겐도 만능은 아닙니다. 규칙적인 생활, 적당한 운동 등은 기본 중의 기본입니다. 그리고 나서 이런 것을 사용하면 효과도 높일 수 있을 것 같습니다. 또 중요한 것은 "반드시 낫는다. 반드시 좋아진다."라고 스스로에게 굳은 다짐을 할 필요가 있습니다. 만약 세이겐을 몰랐다면 어떻게 되었을까?라는 생각을 하면 등골이 오싹해집니다.

저를 여기까지 인도해준 치카후지 씨를 비롯해 고바야시 선생님과 매니저, 그리고 세이겐을 통해 알게 된 분들께 깊은 감사를 드립니다. 앞으로는 저의 경험을 살려 힘들어 하는 분들을 한 분이라도 많이 돕고 싶습니다.

〈Brief〉

	복 용 전	
증 상	복용방법	경 과
· 20년간 스테로이드 치료 중 · 가려움으로 인한 정신적 스트레스 심함	· 한방요법과 온천요법	· 정신분열증, 항우울신경증, 인격장애, 조울증 진단을 받음

	복 용 후	
증 상	복용방법	경 과
	· 세이겐 복용 후	· 머리에서 노란 액체가 나옴 · 이전 이상으로 극심한 가려움 · 눈이 막혀버린 듯한 상태, · 삼출액이 나옴
· 전신 가려움은 있으나 삼출액은 나오지 않음	· 세이겐을 탄 물에 2~3시간 입욕함 · 세이겐 복용량을 늘림	
		· 아토피 증상 완화

특발성 혈소판 감소성 자반병과 아토피 고통에서 벗어나다!

■ 가네코 켄지(사이타마현 기타아다치군)

제가 세이겐을 만난 것은 지금으로부터 6~7년 전의 일입니다. 저희 어머니가 국가가 지정한 난치병인 특발성 혈소판 감소성 자반병에 걸렸을 때였습니다. 당시 제 어머니는 회복 가능성이 전혀 없어 보였기 때문에 앞으로 몇 개월밖에 살지 못할 거라 생각했습니다. 그때 어머니의 친구분이신 다케우찌 씨께서 세이겐을 가지고 와 어머니께 권하셨던 것을 기억합니다. 당시 저는 어떤 영양 보조제도 별다른 효과가 없다고 생각했었기 때문에 "이것은 건강에 좋다.", "미용에 좋다.", "이 병에는 이것이 좋다."는 등 전문가도 아니면서 이런 것을 팔아도 되나 하는 부정적인 생각이었습니다. 즉 돈벌이를 위해 파는 것이란 생각이었습니다. 당시 어머니가 병에 걸렸을 때에도 같은 생각이었습니다. 그래서 저는 '어머니, 또 속으시면 안 됩니다.'라고 속으로 외쳤습니다.

그린데 이찌된 일일까요? 세이겐을 복용하고 난 후부터 어머니의 몸과 정신이 점점 좋아지는 것을 느꼈습니다. 하지만 저도 엄마를 닮아 고집이 센 편이라, 어머니의 병은 의학의 진보 때문에 회복되었다고 생각했습니다. 세이겐 같은 것은 전혀 신경도 쓰지 않았고, 해가 되지 않아 다행이라는 정도로밖에 생각하지 않았습니다.

하지만 마음 속 어딘가에서 점점 세이겐으로 마음이 갔습니다. 왜냐하면 그 병 이후 어머니께서는 하루도 빠짐없이 세이겐을 드시고 건강해졌고, 그 모습을 본 사람들이 어머니 소개로 세이겐을 복용하면서 점점 건강을 회복하고 있었기 때문입니다.

작년 10월 경의 일로 기억합니다. 어머니께서는 지난 6년 간 "너도 세이겐 좀 먹어보라."며 권유했지만 저는 계속 거부해 왔습니다. 그렇지만 어차피 어머니가 사신 세이겐이니 돈도 들지 않고 속는 셈치며 한 번 먹어보자고 생각하고, 매일 골드를 2포씩 먹기 시작했습니다. 저는 반 년 정도 복용해보고, 아토피가 나으면 정말로 믿기로 결심했습니다.

제 아토피는 32년 간 어떤 치료를 받아보아도 낫지 않았기 때문에 100% 포기하고 있었습니다. 저는 6살 때 심장 수술을 하면서 전신 마취를 한 적이 있었습니다. 당시의 후유증인지, 부작용인지 모르겠지만 그때부터 귀 뒤쪽에 염증이 생겨 간지러워 견디기가 힘들었습니다. 조금 나았나 싶으면 다른 곳에 또다시 염증이 생겼기 때문에 일 년 내내 고생했습니다.

저는 미용사였기 때문에 고객 앞에 나갈 때에는 상당히 신경을 썼습니다. 그 이유는 귀 뒤쪽이 피투성이였기 때문입니다. 한 번 생각해보십시오. 염증이 심한 미용사에게 머리를 맡기고 싶겠어요? 제가 손님이라도 그런 미용사에게 머리를 맡기지 않을 것 같습니다. 그런 이유 등으로 어떻게든 치료를 해보려고 온갖 방법을 다 시도해봤지만 효과는 없었습니다.

세이겐에 대해서도 큰 기대는 하지 않았습니다. 그런데 먹기 시작한 지

3주 만에 염증이 사라졌고, 두 달 만에 깨끗해졌습니다. 3개월 후부터는 두피나 귀 뒤쪽을 신경 쓰지 않고 머리를 감을 수 있게 되었습니다. 저는 놀라고도 감동했습니다.

그러나 저는 이렇게 좋아진 이유를 세이겐이 아닌 다른 것에서 찾으려 하고 있었습니다. 그러나 생각하면 할수록 결론은 세이겐밖에 없었습니다. 저는 원래 이과적 성향이 있기 때문에 뭐든 이론적으로 완벽하지 않으면 신뢰하지 않는 성격입니다. 그런 제가 마침내 아토피를 개선할 수 있는 것은 세이겐밖에 없다는 결론을 얻었습니다.

그랬지만 제 성격상 '왜 세이겐인지?'에 대한 답을 얻어야 직성이 풀릴 것 같았습니다. 그래서 올해 들어 '세이겐 스터디' 그룹에 마음을 반쯤 닫은 상태로 참여했습니다. 당시 20명 정도가 참석했습니다. 설명을 해주신 것은 이치카와 씨와 타키자와 매니저였습니다. 그때 처음 알았습니다. 세이겐이란 어떤 것인지, 바이오퍼멘틱스란 무엇인지, 인간의 면역력, 치유력, 체질 개선의 중요성에 대해 비로소 이해하고 납득할 수 있었습니다.

그제서아 무릎을 쳤습니다. 세이겐은 병을 낫게 해주는 것이 아니라, 병을 이기는 면역력, 치유력을 높이는 것이란 것을 깨달았습니다. 건강한 사람이 세이겐을 먹음으로써 병이 잘 걸리지 않는 체질이 된다는 것을 깨달았습니다. 그 후 저는 아무런 의심도 없이 세이겐을 먹고 있습니다.

저는 미용실을 경영하고 있는데, 제 신념 중 하나는 '무지는 죄'입니다. 저는 세이겐의 진정한 효력을 알게 된 후 다시 한 번 '무지는 죄'라는 것을 머리에 되뇌었습니다. 저는 세이겐을 만날 수 있어서 정말 행복합니다. 감사합니다.

⟨Brief⟩

복 용 전		
증 상	복용방법	경 과
· 32년간의 아토피 · 귀 뒤쪽 염증	· 여러 가지 치료법을 써봄	· 호전증상이 없음

복 용 후		
증 상	복용방법	경 과
	· 하루 골드 2포씩 복용	· 3주 후 염증이 사라짐
· 염증이 사라짐	· 하루 골드 2포씩 복용	· 2달 만에 아토피 증상 완화

3살 아이 승리…
아토피성 피부염이 낫다!

■ 이시다 사토미(돗토리현)

제 아들은 현재 3살 반인데 태어난 지 얼마 되지 않아서 기관지 천식으로 입원을 반복하였습니다. 그 결과 몸이 많이 약해져서 한 달 동안이나 검진을 받고는 아토피성 피부염이라는 진단을 받았습니다. 맞벌이 부부였기 때문에 육아 휴가가 끝나고 바로 제 아들을 보육원에 맡겼는데, 급식과 간식에도 민감한 반응을 보이는 체질이었습니다. 한 번 그런 것을 먹으면 몸 안에 발진이 일어나 일주일 이상은 가라앉지 않았습니다.

병원에서 준 약한 스테로이드 연고를 매일 사용하지 않으면 아이가 보채서 우리들도 힘들었지만 '초등학교에 갈 정도로 크면 좋아지겠지.'라고 단순하게 생각했습니다. 그래서 당장 진정시키려고 스테로이드를 계속 발라 주었지만 증상은 점점 더 심해져갔습니다. 그렇다고 스테로이드를 당장 끊을 수도 없었습니다. 이러지도 못하고 저러지도 못하는 상황에서 스테로이드의 부작용을 걱정하고 있던 어느 날의 일이었습니다.

우리 부부에게 형님이 세이겐을 추천해 주었던 것입니다. 처음에는 반신반의했지만 먹여보기로 했습니다. 그래서 작년 2월쯤부터 아들에게 세이겐을 먹이고, 동시에 바셀린에 섞어서 연고로 바르기 시작했습니다. 그리고 4월부터 6월에는 스테로이드를 중지했습니다. 그 때문이었을까요? 증상이 더 악화되어 몸 전체가 새빨갛게 부어오르고, 삼출액으로 속옷이

끈적끈적해질 정도였습니다.

가려움증 때문에 아이는 매일 밤 1시간 간격으로 계속 울어대는 일이 계속되자 다음날 출근해야 하는 우리 부부는 항상 기진맥진한 상태였습니다.

그렇지만 지금 노력하지 않으면 이 아이는 평생 이 고통을 안고 살아가지 않으면 안 된다는 생각으로 묵묵히 견딜 수밖에 없었습니다. 가장 힘든 사람이 아이라고 스스로에게 말하면서도 한편으로는 '정말로 세이겐으로 좋아질까?' 하는 불안이 몇 번이나 뇌리를 스쳤습니다.

그런데 반 년이 지난 10월 경부터 놀라운 변화가 일어났습니다. 습진이 거의 사라지고, 피부가 양파처럼 점점 예뻐지는 것입니다. 부어오른 얼굴도 밝은 표정을 되찾기 시작했고, 8개월이 지나자 정말 좋아졌습니다. 지금은 작년과는 비교할 수 없을 정도로 밤에도 잘 자고 정말로 달라졌습니다.

열이 나도 아이 혼자서 세이겐을 먹고 자는데 2포를 먹고 자면 다음날 아침에는 완전히 회복돼서 의사 선생님이 필요 없게 되었습니다. 아토피와 천식으로 입원했던 것이 믿을 수 없을 정도입니다. 앞으로도 저희 가족은 세이겐을 복용하며 열심히 살고 싶습니다.

사회자 : 아토피도 아이와 성인의 경우가 다르다고 합니다. 아이에게는 효과가 있는 것 같습니다만 이토 선생님, 이시가와 선생님 좋은 말씀 부탁드립니다.

이토(이토 외과 원장) : 왜 아토피에 세이겐이 효과가 있는가 하는 문제는 앞으로 미즈다니 선생님의 연구 결과가 기다려집니다만, 외과 의사인 제가 일하는 곳에도 아토피 환자가 많이 있습니다. 제 환자들에게 시험 삼아 세이겐을 사용해 보라고 건네주면 바로 좋아지는 것은 아니지만 점점 좋아지는 경우가 종종 있습니다.

특히 스테로이드 치료를 피하는 데는 좋은 방법이 아닐까 하는 생각이 들었습니다.

이시가와(신세이 클리닉 원장) : 저도 피부과 의사는 아니지만 친구 중에 피부과 의사가 있어서 환자들과 가끔 상담하기도 합니다. 저는 가벼운 아토피인 분에게 세이겐이 효과가 있지 않을까 생각합니다. 아기는 많이 좋아진 것 같습니다.

제가 아는 분들 중에는 세이겐을 직접 욕조에 넣는 분도 있고, 세이겐 봉지를 모았다가 욕조에 넣고 좋아졌다는 분도 있습니다. 그리고 젊은 여성 중에서 피부가 건조한 분에게 세이겐 미용액을 드리면 피부과에 가는 것보다 효과가 있다고 하시는 분도 있었습니다. 가벼운 증상에는 확실히 좋은 것 같습니다.

〈Brief〉

복용 전		
증 상	복용방법	경 과
· 기관지 천식으로 시작	· 잦은 입원	· 아토피로 진단받음 · 간식에도 민감한 반응을 보임(습진, 발진)

복용 후		
증 상	복용방법	경 과
· 스테로이드 연고처방	· 세이겐 골드 복용 · 바셀린에 섞어 바름 · 스테로이드 중지	· 새빨갛게 부어오름 · 삼출액으로 옷이 젖음 · 심한 가려움으로 1시간마다 깨어남
		· 습진이 사라짐 · 피부가 양파처럼 벗겨짐
	· 8개월 복용 후	· 숙면을 취함 · 아토피, 천식 개선

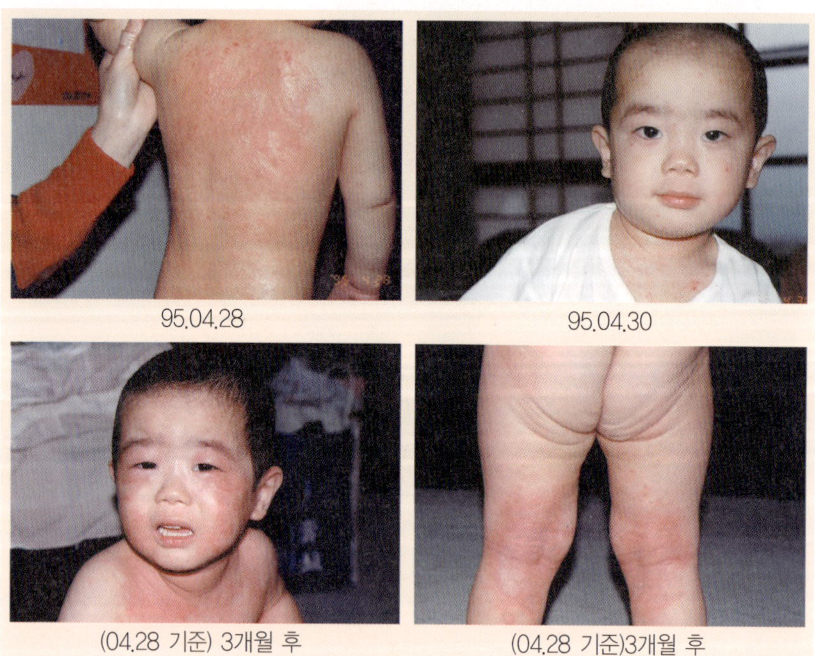

95.04.28 95.04.30

(04.28 기준) 3개월 후 (04.28 기준)3개월 후

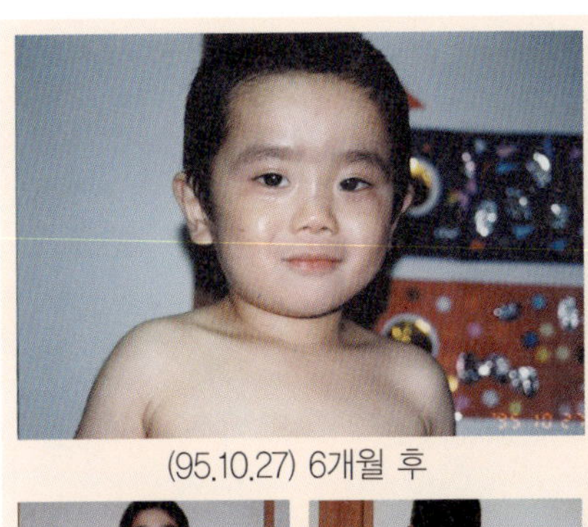
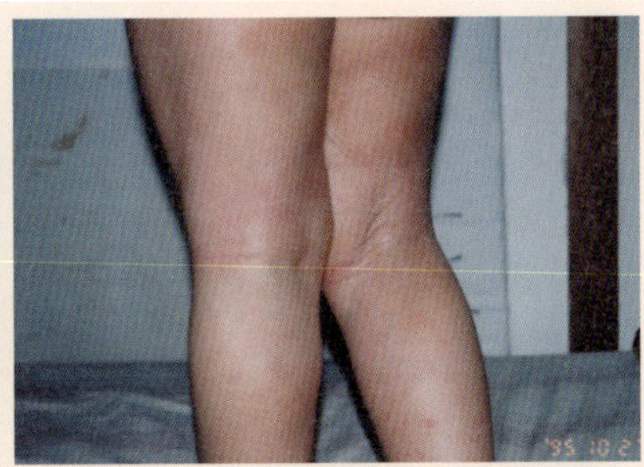

(95.10.27) 6개월 후

(95.10.27) 6개월 후

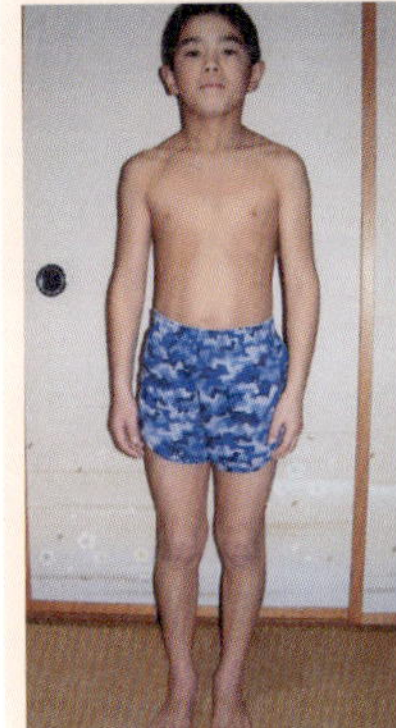
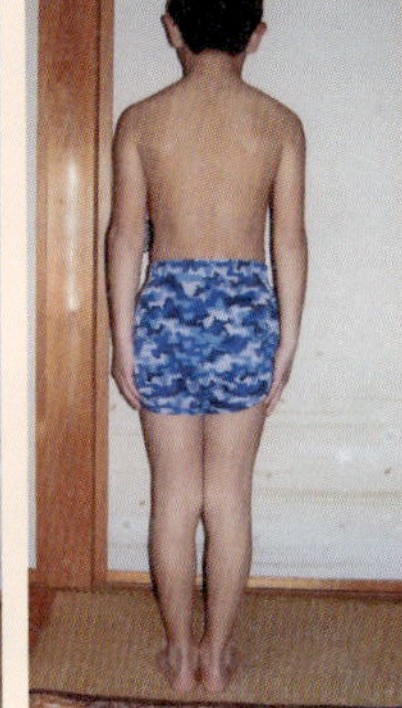
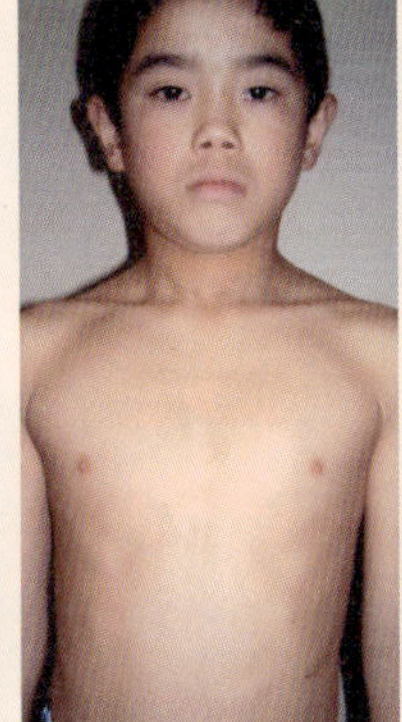
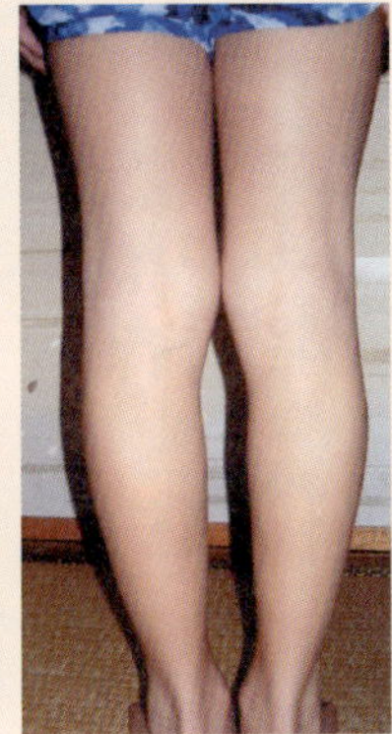

1년 후(1년 6개월 후)

고등학고 3학년 때 저는 식당에서 식기를 씻는 아르바이트를 3개월 정도 했습니다. 그러나 그 후에 오른쪽 손가락이 심하게 건조해졌습니다. 그래서 근처 피부과에서 진찰을 받았고, 스테로이드로 된 바르는 약을 처방받았습니다. 하루 3번 정도 바르기를 일주일 계속했는데 바로 좋아져서 그때는 완전히 안심하고 있었습니다.

그러나 2~3개월 지나자 이번에는 가려움을 동반한 습진 같은 것이 같은 오른쪽 손가락에 생겼습니다. 그때에도 같은 약을 받아 그것을 바르고 나았습니다. 이때부터는 증상이 생길 때마다 바르기를 2~3년 계속했습니다.

그리고 대학을 졸업할 때의 일입니다. 처음에는 오른쪽 손가락에만 생겼던 증상이 몸 전체에 퍼졌습니다. 스테로이드 부작용이 나타났던 것입니다. 이때부터 저는 스테로이드를 사용하면 부작용이 있다는 것을 알았기 때문에 가능한 한 스테로이드를 치료에 사용하지 않는 병원을 찾아 그곳에 다니기로 했습니다. 그 병원에서는 매일 레이저 치료를 하거나 집에서의 입욕 때에 우롱차를 욕조에 넣으라고 했습니다. 우롱차가 피부에 좋다는 말은 들었지만 저는 우롱차는 마시는 것인 줄로만 알았습니다. 의사 선생님의 권유대로 우롱차를 욕조에 넣고 목욕을 해보았습니다. 그렇게

까지 했는 데도 증상은 나아지지 않아 결국에는 스테로이드 주사를 맞기로 했습니다. 주사를 맞고는 일주일 만에 증상은 가라앉았지만, 몸 전체가 붓고 체액이 나오고 가려워서 잘 수 없는 날이 이어지는 더욱 심한 상태가 되어버렸습니다.

그 때문에 그 병원에서 치료하는 것은 포기해야만 했습니다. 정기적으로 맞고 있던 스테로이드 주사를 그만둔 탓에 증상은 더욱 악화되었고, 외출하는 것도 꺼려졌을 때 교제 중인 여자 친구의 부모님으로부터 히라이시 선생님을 소개받았습니다.

여자 친구의 부모님은 지인으로부터 '세이겐'에 대해 들으시고, 때맞춰 히라이시 선생님의 강연회에 가셨다고 합니다. 히라이시 선생님께 제 증상을 말씀드렸더니, 일단 본인을 직접 보고 싶다고 하셔서 저는 바로 선생님의 병원에 갔습니다. 완전히 낙담해 있는 저에게 "반드시 나으니까 같이 힘냅시다."라고 히라이시 선생님은 말씀하셨습니다. 그때까지는 병원과 의사 선생님을 거의 믿을 수 없었는데 선생님의 한 마디로 저는 반드시 나을 수 있다고 믿게 되었습니다. 그래서 선생님이 주신 바르는 약을 바르고 세이겐을 매일 먹었습니다. 특히 증상이 심할 때는 세이겐을 5~6포씩 먹었습니다.

히라이시(히라이시 클리닉 원장) : 특별한 기회라서 오카무라 씨의 치료 전 사진을 준비했으니까 슬라이드를 봐 주세요.

오카무라 : 저의 경우는 증상이 좋아지기도 하고, 나빠지기도 하고를 반복하면서 조금씩 확실히 좋아져 갔습니다. 그래서 지금도 건강을 위해

서 매일 세이겐 먹는 것을 빼놓지 않고 있습니다. 심할 때는 세이겐을 목욕물에 넣기도 합니다. 그것을 계속하니까 지금 여기에 있는 저를 보면 아시겠지만 이렇게 미남으로 돌아와서…(장내 웃음)

히라이시(히라이시 클리닉 원장) : 오카무라 씨는 처음에는 치료를 잘 하러 오지 않았습니다. 롯폰기의 거리를 걷는 것이 부끄럽다고 하면서 저녁 때 어두워지고 나서야 오곤 했습니다.

오카무라 : 롯폰기라서 눈에 띄지 않았지만, 항상 이상한 선글라스를 썼습니다. 작년 여름에는 2년 만에 반팔인 옷을 입고 밖을 걸을 수 있어서 힘들었던 날들이 마치 거짓말 같았습니다. 이것도 전적으로 세이겐과 히라이시 선생님, 그리고 제 간병을 해줬던 여자 친구 덕분입니다. 진심으로 고맙다는 말을 전하고 싶습니다.

히라이시(히라이시 클리닉 원장) : 오카무라 씨는 대단히 우수한 청년으로 컴퓨터 그래픽과 컴퓨터 프로그래머 일을 하고 있고, 여자 친구는 성우를 하려고 준비 중인 사이좋은 커플입니다. 조금 있으면 결혼을 하니까 여러분도 꼭 따뜻한 박수로 이들의 앞날을 축복해 주시기 바랍니다.

사회자 : 고맙습니다. 실은 어제까지 바쁘셨던 히라이시 선생님이 여러분이 궁금해 하시는 것을 비디오로 정리해 오셨습니다. 밤까지 새며 만들어 오신 비디오를 히라이시 선생님께 부탁드리겠습니다.

하라이시(히라이시 클리닉 원장) : 저는 스포츠 선수 이외에도 다양한 분을 상담하고 치료해 왔습니다. 사실 세이겐을 써서 대단히 좋아진 분들이 많이 계십니다. 선수는 물론 팀도 상태가 좋아져 일본 기록과 올림픽

기록을 내기도 해 세이겐에 감사하고 있습니다. 정말 고맙습니다.

저는 지금 J리그의 카시와 레이솔 팀닥터를 맡고 있는데, 이 팀은 컨디셔닝이 대단히 좋은 팀입니다. 사실 이번 시즌 우승은 따논 당상이었는데 야쿠르트팀 쪽에 너무 힘을 쏟다보니…(장내 웃음)

(이후, 경륜선수 요시오카, 프로야구 선수 노시게, 주니치 이마나카, 야쿠르트 이토, 요시다, 일본햄 니시자키, 가타오카, 요미우리 뉴라이 등 세이겐으로 컨디셔닝을 하고 있는 선수들을 소개하고, 또 '왈츠'에도 등장한 긴테츠의 야마모토 선수가 세이겐을 먹고 선수 인생을 되찾아 올스타전에서 대활약한 모습을 소개하였다.)

저는 매년 연간 100회 정도 강연을 하고 있는데, 시즌이 끝나면 거의 프로야구를 하지 않았던 지방에 선수들과 함께 강의하러 갑니다.

연예계에도 많은 분들이 목소리 상태를 좋게 하기 위해, 또는 피부나 건강 유지를 위해 세이겐의 도움을 받고 있습니다. 카시와 레이솔의 경우 시합 전에 반드시 비타민제, 칼슘, 마그네슘 등을 조합한 것을 선수 한 명 한 명에게 맞춰서 만들어 먹이고 있는데, 이것의 주성분이 세이겐입니다. 이것을 시합 전에 반드시 먹지 않으면 안 됩니다. 조금 전 화면에서 "GLOBE"도 주사를 맞고 있었는데, 락그룹도 무대 위에서 격렬하게 움직이기 때문에 스포츠 선수와 똑같이 컨디셔닝이 필요합니다. 여러분도 프로스포츠와 무대를 볼 기회가 있으시다면 꼭 체험해 보십시오. 분명 감격할 것입니다.

〈Brief〉

복 용 전		
증 상	복용방법	경 과
· 손가락 건조증	· 스테로이드 처방	· 증상 완화
· 몸 전체로 퍼짐	· 우롱차 목욕,레이저치료 처방	· 증상 개선 안됨 · 스테로이드 주사 투여 · 몸 전체가 붓고 체액이 나옴 · 투여 후 심한 가려움증 호소

복 용 후		
증 상	복용방법	경 과
	· 처방 연고와 세이겐 골드 복용 · 증상에 따라 하루 4~5포 복용	· 증상의 악, 완화 반복
· 반복되는 악화, 완화 · 서서히 좋아짐	· 세이겐을 녹인 물에 입욕	· 증상의 상당부분 개선
		· 아토피 개선

30년 동안 고민해 온 아토피의 고통에서 해방

■ 다카모토 야스노리(오오사카)

생후 6개월 때부터 저는 아토피성 피부염으로 인해 밤에도 잠을 제대로 이루지 못하는 생활을 계속해 왔습니다. 얼굴 피부는 언제나 적갈색을 띠고 있었고, 옷에는 곧잘 피가 배어나올 정도로 심각해서 여러 병원을 전전했었지만 전혀 개선될 기미를 보이지 않았습니다. 때문에 친구도 제대로 사귀지 못하고 대인 기피증에 시달렸습니다. 고등학교를 졸업하고 취직을 하긴 했지만, 역시 집중력이 떨어져 일을 제대로 처리하지 못했습니다.

30세가 되던 해 5월, 유산균생산물질이라는 '세이겐'을 알게 되었습니다. 지금껏 아토피에 좋다는 것은 모두 써봤던 터라 별로 기대도 하지 않았습니다. 하지만 그때 저는 눈도 제대로 뜰 수 없을 정도로 얼굴이 부어오르고, 피부가 갈라져 걷는 것조차 불편한 상태였습니다. 회사에 갈 때 이외에는 외출도 삼갈 정도로 심각해서 지푸라기라도 잡는 심정으로 체질개선연구회에 참석해 보기로 마음먹었습니다. 연구회에서 강연이 끝날 때쯤 히라이시 선생님께서 저를 보시고는 분명 개선될 수 있을 거라고 격려해 주셨습니다. 강연이 끝나고 상담도 받은 저는 반신반의하면서도 세이겐을 믿고 먹어보기로 했습니다.

5월 중순부터 세이겐 골드 3포와 세이겐 알파 3포를 5리터의 물에 녹여 비타민 C, E와 함께 마시기 시작했습니다. 그런데 일주일 후 증상이 더욱 심해져서 얼굴은 말이 아닌 몰골로 변했고, 몸의 피부도 온통 갈라져 노란 고름이 배어 나왔습니다. 지금까지의 상태 중에서도 최악의 상태로 변했지만, 그래도 세이겐을 한 번 믿어보기로 한 만큼 인내심을 가지고 꾸준히 세이겐을 먹었습니다.

이런 상태가 한 달 동안 계속되자 다시 한 번 히라이시 선생님을 찾아갔습니다. 과연 세이겐을 계속 먹어도 될지 상담을 받고 싶었습니다. 히라이시 선생님은 가을이 되면 진정될 테니 꾸준히 세이겐을 먹으라고 하셨고, 그 격려에 힘입어 다시 한 번 노력해보기로 했습니다.

그렇게 시간이 지나 9월 중순이 되자 어느덧 얼굴의 붉은 기운이 서서히 사라지기 시작했습니다. 몸의 피부도 좋아지기 시작했습니다. 그 이후로는 조금씩이긴 하지만 분명히 아토피가 개선되고 있다는 것을 느낄 수 있었습니다. 30여 년을 괴롭혀왔던 아토피가 세이겐을 복용한 지 불과 4개월 만에 개선의 조짐을 보였고, 저에겐 새로운 희망이 생겼습니다.

지금껏 어두운 인생을 살아왔던 저도 내년부터는 좀 더 자신감을 회복해서 친구도 많이 사귀고, 여자 친구도 사귀어 보고 싶습니다. 이런 기회를 주시고 격려해 주신 선생님들께 감사드립니다.

고바야시(이마이케 내과, 심료내과 원장) : 저도 아토피 환자분들을 많이 진찰해 왔는데, 대부분이 어려서부터 발병해서 어른이 될 때까지도 고치지 못하는 사람이 많을 정도로 난치병 중 하나입니다. 다카모토 씨의 회복세는 놀라울 따름입니다. 일반적으로 아토피 환자는 정신적인 고통이 심해서 삶의 의미를 잃어버리는 경우가 많습니다. 다카모토 씨는 스스로 아토피를 극복하고자 굳게 결심하고, 주위 분들과 선생님의 충고와 격려에 귀 기울이며 열심히 노력하신 결과 세이겐을 통해 자율신경계와 면역계가 정상으로 회복될 수 있었던 것 같습니다.

세이겐은 대뇌피질에 작용하여 기분을 밝게 만들어 줄 뿐만 아니라 낙관적인 사고방식을 가질 수 있게 도와주기도 합니다. 그렇기 때문에 더더욱 좌절하지 않고 아토피와 싸워나갈 수 있었지 않았을까 합니다. 앞으로도 세이겐을 믿으면서 건강을 지켜 나가시기 바랍니다.

〈Brief〉

복용 전		
증 상	복용방법	경 과
· 생후 6개월 때 발병 · 피부가 적갈색을 띰 · 피가 배어나올 정도의 염증	· 여러 병원을 전전	· 개선 기미 없음 · 집중력 약화 · 얼굴 부어오름 · 피부 갈라짐

복 용 후		
증 상	복용방법	경 과
	· 세이겐 골드3포, 알파 3포 · 5리터 물에 녹여 마심 · 비타민 C, E와 함께 복용	· 증상 악화 · 온몸 갈라짐 · 고름이 배어나옴
	· 세이겐 골드 3포와 알파 3포 · 5리터 물에 녹여 마심 · 비타민 C, E와 함께 복용	· 얼굴의 붉은 기가 사라짐 · 피부가 좋아짐 · 증상이 개선되어감
		· 아토피 완화

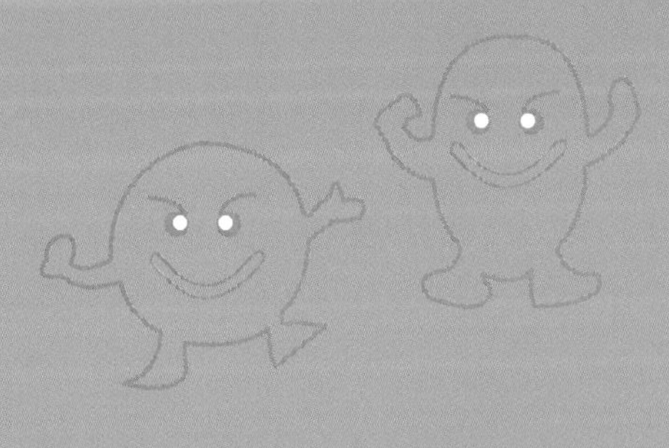

제 4 장
유산균생산물질의
성분과 작용

- 유산균생산물질이란?
- 유산균생산물질에 포함된 주요 성분
- 유산균생산물질의 놀라운 작용

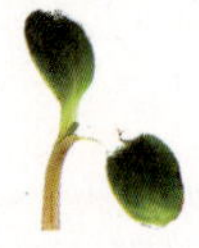

유산균생산물질이란?

유산균생산물질은 유산균과 효모, 그리고 대두가 발효 숙성해 생성시키는 물질로 서플리먼트로서도 주목을 받고 있습니다. 발효에 의한 기능성 성분을 풍부하게 포함한 유산균생산물질의 기초 연구는 이화학연구소와 다른 여러 연구기관에서 이루어지고 있는 상태입니다. 그러나 발효에 의해 만들어진 기능성 성분 안에는 호르몬에 가까운 물질이 있다는 것이 밝혀지는 등 그 성과가 나타나고 있습니다. 우리들이 병이나 상처 등에서 회복될 수 있는 것은 성분비계 호르몬, 신경계의 신경전달물질, 면역계 사이토카인이 밀접하게 관계되어 있어 호메오스타시스(항상성)를 발휘하고 있기 때문입니다.

그리고 그러한 자연치유력의 중심에 위치한 것이 호르몬 중핵인 시상하부인데, 유산균생산물질에 포함된 물질이 시상하부에 작용하면 그 힘은 다양하게 발휘된다고 할 수 있는 것입니다. 또 성분의 하나인 이소플라본은 여성호르몬인 에스트로겐 물질로서 유효한 기능을 하고 있다는 사실이 밝혀졌습니다.

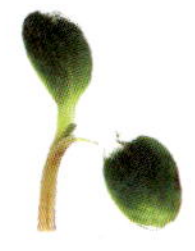

유산균생산물질에 포함된
주요 성분

아미노산	아르기닌, 리신, 히스타딘, 페니르아라닌, 티로신, 로이신, 이소로이신, 메티오닌, 발린, 아라닌, 글리신, 프로린, 글루타민산, 세린, 스레오닌, 아스파라긴산, 트립토판, 시스틴, 감마 아미노낙산(GABA)
펩티드	올리고펩티드, 폴리펩티드
이소플라본	다이제인, 게니스테인, 이퀄
사포닌	대두사포닌 I, II, III, IV, V
비타민	비타민 B_1, B_2, B_6, E, K, H 등
미네랄	인, 칼슘, 마그네슘, 나트륨, 칼륨 등
지방산	단쇄지방산 · 유산: 레시틴
핵산	데오키시리보 핵산, 리보 핵산

※ 사이클로 덱스트린,
   키시로 올리고당으로 효율 UP!

유산균생산물질을 사이클로 덱스트린으로 덮어싸면 그 성분이 소화관 끝까지 갈 수 있게 됩니다. 또 비피더스균 증식, 변비 개선이나 칼슘, 마그네슘의 흡수를 높이고, 면역력을 강화시키는 작용이 있다고 알려진 키시로 올리고당을 첨가하면 더욱더 효율을 높일 수 있습니다.

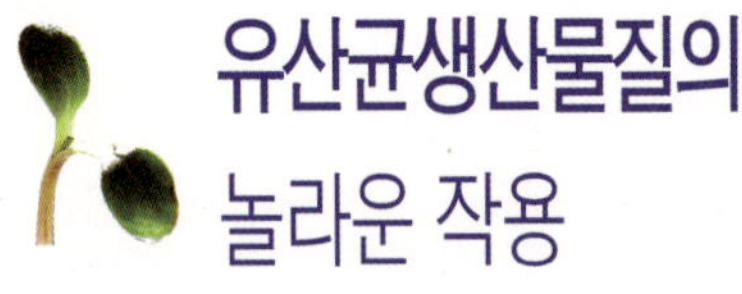

유산균생산물질의
놀라운 작용

※ 유산균생산물질은 여러 분야에 걸쳐 효능을 나타내고 있으며, 이를 애용하여 복용하는 사람들로부터 큰 호평을 받고 있습니다. 주된 작용은 다음과 같습니다.

암	위암, 대장암, 간암, 폐암, 유방암, 자궁암, 전립선암, 악성 임파선종양
소화기 질환	위궤양, C형 간염, 간경변, 궤양성 대장염 등
정신, 신경질환	우울증, 다운증후군, 메니에르병, 람제이헌트증후군
호흡기 및 순환기 질환	기관지염, 폐기종, 호산구성폐염, 고혈압증, 심근경색 등
신장 및 비뇨기 질환	신장염, 네프로제증후군, 인공투석, 전립선비대증, 치질 등
부인병	갱년기장해, 자궁근종, 자궁내막증, 변비, 생리불순 등
피부	아토피성 피부염, 상처, 화상, 여드름, 탈모증 등
기타	류마티스 관절염, 전신성 에리테마토데스, 꽃가루 알레르기, 골다공증, 치통, 허약체질, 부작용 완화 등

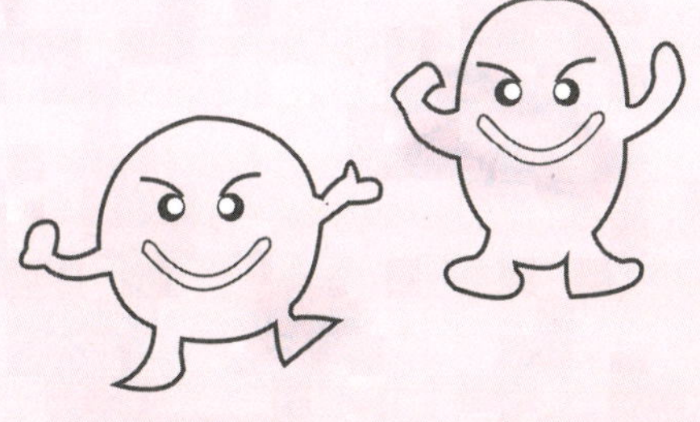

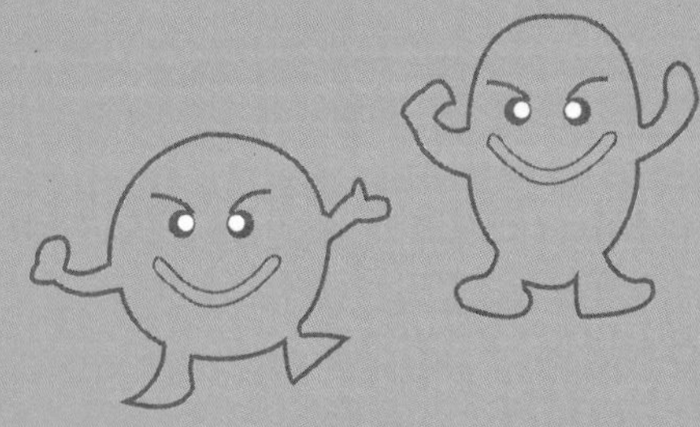

제 5 장
유산균생산물질의
의학적인 증명

- 중앙대학교병원의 이토피 피부염 임상실험 데이터
- 중국 상해 화동병원에서 실험한 총 6개 분야에 대한 임상 데이터
- 유산균생산물질의 발효에 사용되는 BF-LP284의 항알레르기에 관한 시험성적

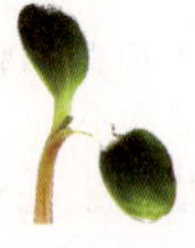

중앙대학교 병원의
아토피 피부염 임상실험 데이터

–아토피 피부염에 대한 세이겐 골드의 개선효과 평가–
(중앙대학교병원 피부과)

▣ 연구의 목적 및 배경

아토피 피부염은 산업화와 함께 급증하고 있는 만성 피부질환으로 그 유병률이 선진국에서 소아의 10%에 달한다. 아토피 피부염의 발병 원인에 대해서는 아직까지 명확하게 규명되지 않았으나 유전, 면역체계, 환경 등 여러 가지 요인들이 복합적으로 관여할 것으로 추정되고 있다. 아토피 피부염 환자들의 발생빈도를 국가별, 지역별로 조사해 보면 개발도상국보다는 서구화된 사회에서, 그리고 농촌보다는 도시에서 더 많이 나타나는 것으로 나타났다.

이러한 아토피 피부염의 증가는 산업화에 따른 식품 위생의 개선과 이에 따른 위장 관계 정상 세균총의 변화와 관련이 있다. 과거에는 lactobacilli, bifidobacteria와 같은 비병원성의 세균들이 주였던 데 반해, clostridia 등 병원성을 띄는 세균들의 수가 많아지고 있다.

최근 이러한 변화를 교정시켜 주었을 때 아토피 피부염에 예방 및 호전 효과가 있었다는 외국 문헌 발표가 늘어나고 있다. 본 연구를 통해 lactobacilli, bifidobacteria의 균체 및 대사산물인 biofermentics의 아토피 피부염에 대한 개선 효과 유무와 그 정도를 평가해 보고자 한다.

▣ 대상 및 방법

본 연구는 중앙대학교병원 의학연구윤리심의위원회의 승인 하에 진행되었다.

【연구 대상】

2008년 1월부터 2008년 2월까지 중앙대학교 병원 피부과 외래에 방문한 환자 중 Hanifin과 Rajka의 진단기준에 따라 아토피 피부염으로 진단받은 환자들 중, 다른 전신질환이 없고 최근 4주 간 경구 항생제, 항히스타민제 및 면역억제제를 사용하지 않은 사람 45명을 대상으로 하였다. 임산부나 수유부, 연구기간 내 임신할 가능성이 있는 환자는 제외하였다.

【연구 방법】

아토피 피부염으로 진단되고 제외 기준에 부합하지 않은 환자 45명을 대상으로 "지정한 보습제를 도포하며 세이겐 골드(Biofermentics 함유제)를 음용하는 군(이하, 세이겐 골드군 음용군)" 24명과 "지정한 보습제만 도포하는 군(이하, 보습제 도포군)" 21명으로 나누어 4주간 복용하게 하였다. 환자의 증상 완화를 평가하기 위해 주관적인 수치인 소양감, 구면장애에 대한 visual analongue scalc(VAS)를 체크하고, 객관적 수치인 SCORing Atopic Dermatitis (SCORAD) index를 측정하며, 혈액검사를 통해 CBC, LET, BUN/Cr, eosinophil count, ECP, IgE, IL-4, IL-5의 변화도를 봄으로써 아토피 피부염의 생화학적 호전 정도와 부작용 발생 여부를 비교 및 체크하였다.

【통계 처리】

본 연구에 대한 측정 결과는 산출 평균치와 표준 편차로 나타냈으며, SPSS 12.0 for windows를 통하여 검증하였다. VAS로 체크한 소양감 및 수면장애 정도, SCORAD index, 혈액검사 수치의 치료 시기별 유의성은 비모수적인 paired t-test인 Wilcoxon Signed Rank Test를 시행하였다. 한편 두 그룹 간의 통계학적 차이의 평가는 t-test법을 이용하였다. 모든 통계적 차이의 유의 수준은 p-value 0.05 미만으로 하였다.

【결과】

1. 대상 분포

본 연구에 참여한 환자들은 총 45명이었고, 남자 22명과 여자 23명으로 구성되었으며, 연령분포는 9개월에서 40세로 평균 나이는 15.2세였다. 이 중 세이겐 골드 음용군이 24명이었고, 남자 11명과 여자 13명으로 구성되었으며, 평균 나이는 16.1세였다. 보습제 도포군이 21명으로, 남자 11명과 여자 10명으로 구성되었고, 평균 나이는 14.1세였다.

4명의 환자가 본 연구에서 중도 탈락되었으며, 세이겐 골드 음용군 중 2명이 병변의 악화로 중단하였고 보습제 도포군 중 2명이 각각 병변의 악화와 개인 사정으로 연구 참여를 중단하였다. 치료를 종료한 41명의 환자를 대상으로 증상 개선 효과를 평가하였다.

2. 소양감

두 군 모두 치료 전에 비해 2주와 4주째에 소양감이 감소하는 결과를 보였다. 세이겐골드 음용군의 경우 소양감 수치가 치료 시작 때, 2주, 4주째에 각각 5.14(±1.93), 3.68(±1.17), 3.00(±1.30)으로 측정되었으며 2주-4주 사이에는 그 변화가 통계학적 유의성이 없었으나, 초기-2주, 초기-4주 사이의 변화에 통계학적 유의성을 보였다. (p〈0.005, p〈0.0001).

보습제 도포군의 경우 치료 시작, 2주, 4주째에 각각 4.26(1.59), 3.47(±

Fig.1A

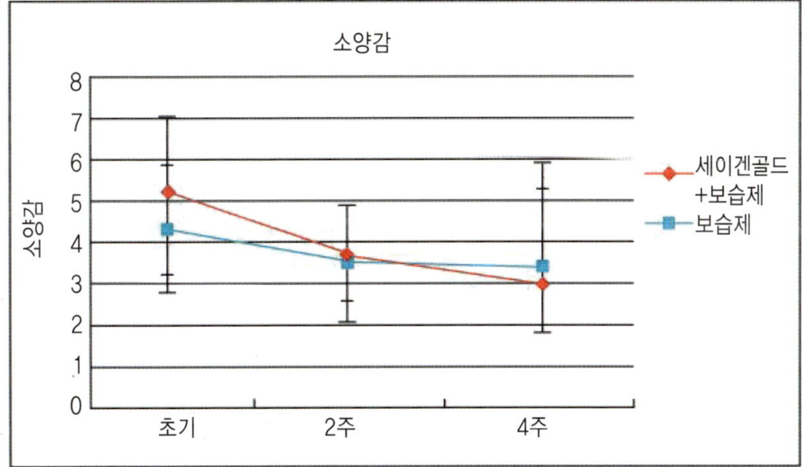

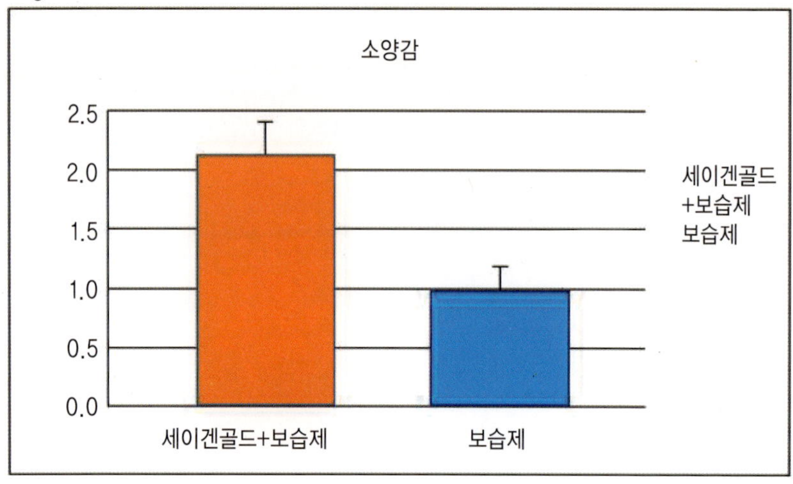

1.43), 3.28(±1.60)으로 측정되었으며, 초기-2주, 2주-4주, 초기-4주에 수치 변화의 통계학적 유의성을 보이지 않았다. (Fig.1A).

초기-4주 후 소양감이 감소한 환자 수는 세이겐골드 음용군의 경우 16/22명, 보습제 도포군의 경우 13/19명으로 세이겐골드 음용군의 경우가 더 많았다. 개개의 환자에서 4주 후 소양감 수치에서 초기 소양감 수치를 뺀 후 이를 평균 내어 정량화한 결과 소양감을 감소시키는 정도는 통계학적으로 유의하게 세이겐골드 음용군이 우수한 것으로 나타났다.(p<0.001) (Fig.1B)

3. 수면장애

두 군 모두 치료 전에 비해 2주와 4주째에 수면장애가 감소하는 결과를 보였다. 세이겐골드 음용군의 경우 수면장애 수치가 치료 시작 때, 2주, 4주째에 각각 4.41(±1.97), 3.36(±1.56), 2.95(±1.43)으로 측정되었으며, 2주-4주 사

Fig.2A

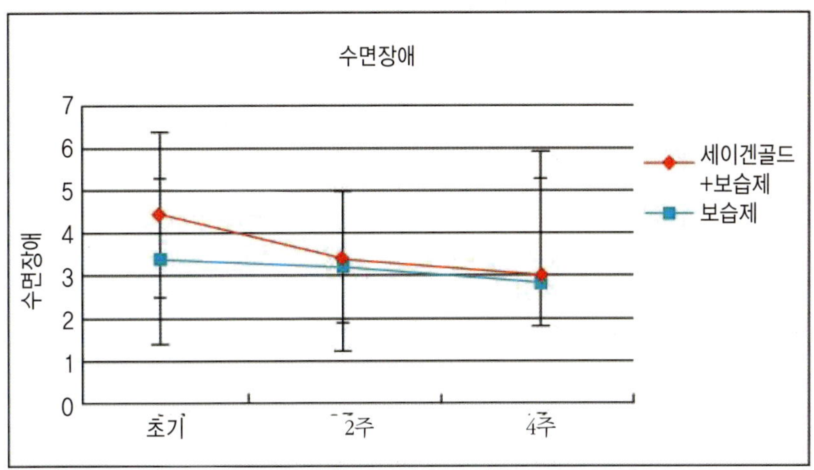

Fig.2B

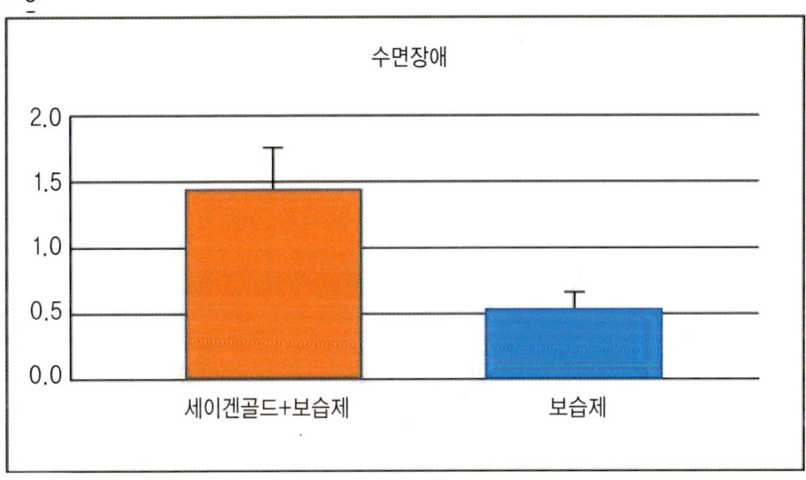

이에는 그 변화가 통계학적 유의성이 없었으나 초기-2주, 초기-4주 사이의 변화에 통계학적 유의성을 보였다 (p〈0.05, p〈0.01).

보습제 도포군의 경우 치료 시작 때, 2주, 4주째에 각각 3.37(±1.92), 3.16(±

1.80), 2.83(±1.82)으로 측정되었으며 초기-2주, 2주-4주, 초기-4주에 통계학적 유의성을 보이지 않았다 (Fig.2A).

초기-4주 후 수면장애가 감소한 수는 세이겐골드 음용군의 경우 14/22명, 보습제 도포군의 경우 9/19명으로 세이겐골드 음용군의 경우가 더 많았다. 개개의 환자에서 4주 후 수면장애 수치에서 초기 수면장애 수치를 뺀 후 이를 평균 내어 정량화한 결과 수면장애를 감소시키는 정도는 통계학적으로 유의하게 세이겐골드 음용군이 우수한 것으로 나타났다.($p < 0.001$) (Fig.2B)

4. SCORAD의 변화

양 보습제 모두 치료 전에 비해 2주와 4주째에 SCORAD가 감소하는 결과를 보였다. 세이겐골드 음용군의 경우 SCORAD가 치료 시작 때, 2주, 4주째에 각각 47.87(±15.45), 36.18(±11.59), 30.76(±12.19)으로 측정되었으며 2주-4주 사이에는 그 변화가 통계학적 유의성이 없었으나, 초기-2주, 초기-4주 사이의 변화에 통계학적 유의성을 보였다 ($p < 0.01$, $p < 0.001$).

보습제군의 경우 치료 시작 때, 2주, 4주째에 각각 39.79(±9.76), 35.39(±8.88), 33.85(±12.22)로 측정되었으며 초기-2주, 2주-4주, 초기-4주에 통계학적 유의성을 보이지 않았다 (Fig.3A).

초기-4주 후 SCORAD가 감소한 경우는 세이겐골드 음용군의 경우 21/22명, 보습제군의 경우 16/19명으로 세이겐골드 음용군의 경우가 더 많았다. 두 군 간의 SCORAD를 감소시키는 정도는 수치상 통계학적으로 유의하게 세이겐골드 음용군이 우수한 것으로 나타났다 ($p < 0.001$) (Fig.3B).

SCORAD
SCORAD
70
60
50
40
30
20
10
0
초기
2주
4주
세이겐골드
+보습제
보습제

Fig.3B

SCORAD
20
15
10
05
0
세이겐골드+보습제
보습제

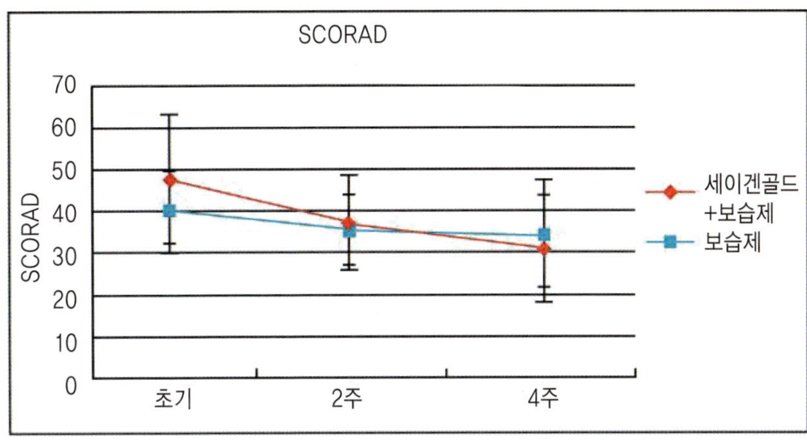

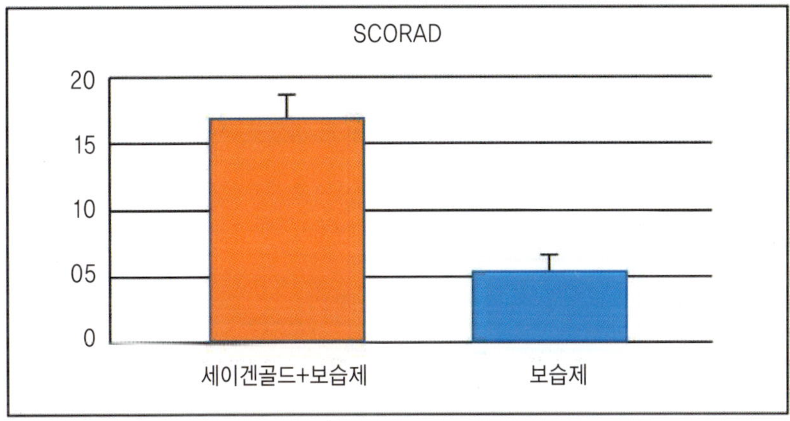

두 군 모두 치료 전에 비해 4주째에 eosinophil count가 감소하는 결과를 보였다. 세이겐골드 음용군의 경우 eosinophil count가 치료 시작 때, 4주째에 각각 477.8(±38738), 380.2(±243)로 측정되었으며, 그 변화도는 통계학적

Fig.4A

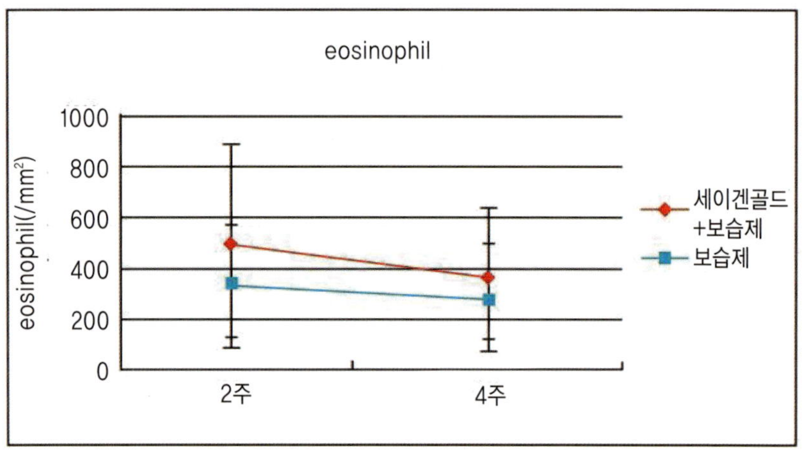

Fig.4B

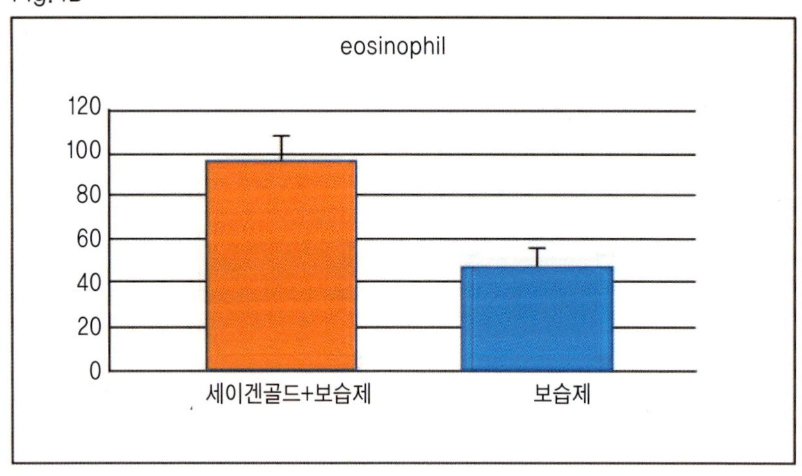

유의성이 없었다. 보습제 도포군의 경우 치료 시작 때, 4주째에 각각 345.6(± 218.6), 297.5(206.8)로 측정되었으며, 그 변화에는 통계학적 유의성이 없었다 (Fig.4A).

초기-4주 후 eosinophil count가 감소한 경우는 세이겐골드 음용군의 경우 12/22명, 보습제 도포군의 경우 12/19명으로 나타났다. 두 제품 간의 eosinophil count를 감소시키는 정도는 통계학적으로 유의하게 세이겐골드 음용군이 우수한 것으로 나타났다 (p<0.01) (Fig.4B).

6. IgE의 변화

두 군 모두 치료 전에 비해 4주째에 IgE가 약간 증가하는 결과를 보였다. 세이 겐골드 음용군의 경우 IgE가 치료 시작 때, 4주째에 각각 866.32(±1037.11), 960.73(±1180.58)으로 측정되었으며, 그 변화도는 통계학적 유의성이 없었

Fig.5A

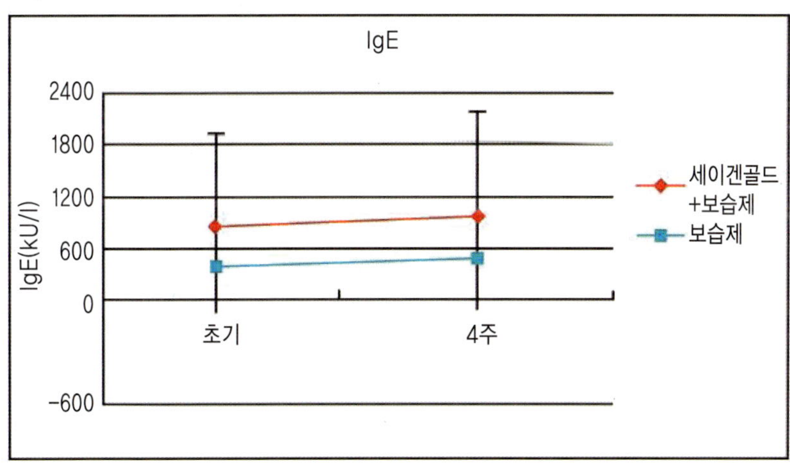

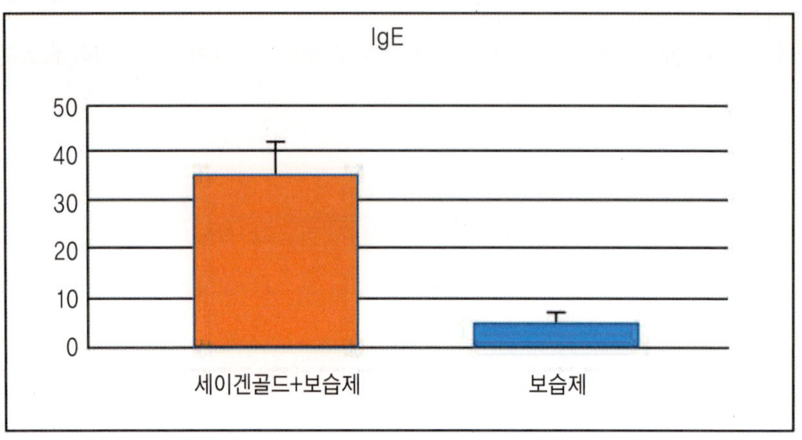

다.

보습제 도포군의 경우 치료 시작 때, 4주째에 각각 451.38(±723.08), 503.35(±685.48)로 측정되었으며, 그 변화에는 통계학적 유의성이 없었다 (Fig.5B).

두 군 간의 IgE 증가폭은 통계학적으로 유의하게 세이겐골드 음용군이 큰 것으로 나타났다 (p⟨0.0001) (Fig.5B).

7. ECP의 변화

두 군 모두 치료 전에 비해 4주째에 ECP가 감소하는 결과를 보였다. 세이겐골드 음용군의 경우 ECP 수치가 치료 시작 때, 4주째에 각각 52.50(±56.28), 52.50(±26.71)로 측정되었으며, 그 변화는 통계학적 의의가 없었다.

보습제 도포군의 경우 치료 시작 때, 4주째에 각각 67.41(±104.31), 46.42(±54.18)로 측정되었으며, 변화에는 통계학적 유의성이 없었다 (Fig.6A).

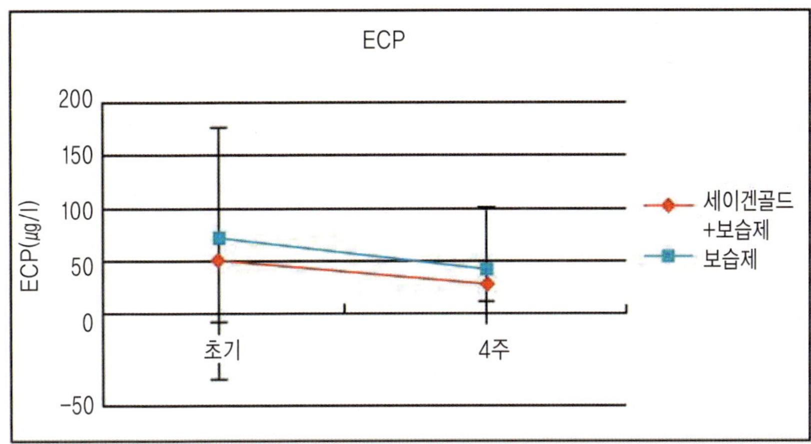

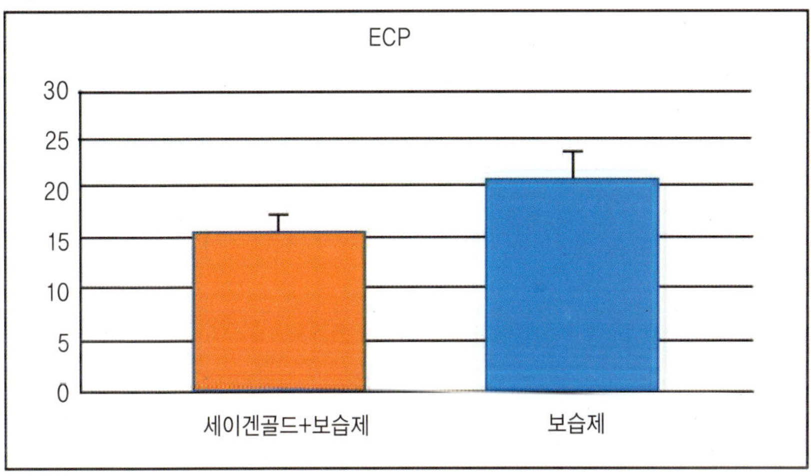

초기-4주 후 ECP가 감소한 경우는 세이겐골드 음용군의 경우 13/22명, 보습제 도포군의 경우 9/19명으로 세이겐골드 음용군의 경우가 더 많았다.

두 군 간의 ECP 감소 정도는 통계학적으로 유의하게 보습제군이 더 큰 것으로 나타났다 (p〈0.005) (Fig.6B).

두 군 모두 치료 전에 비해 4주째에 IL-4 수치가 감소하는 결과를 보였다. 세

이겐골드 음용군의 경우 IL-4 수치가 치료 시작 때, 4주째에 각각 1.88(±

Fig.7A

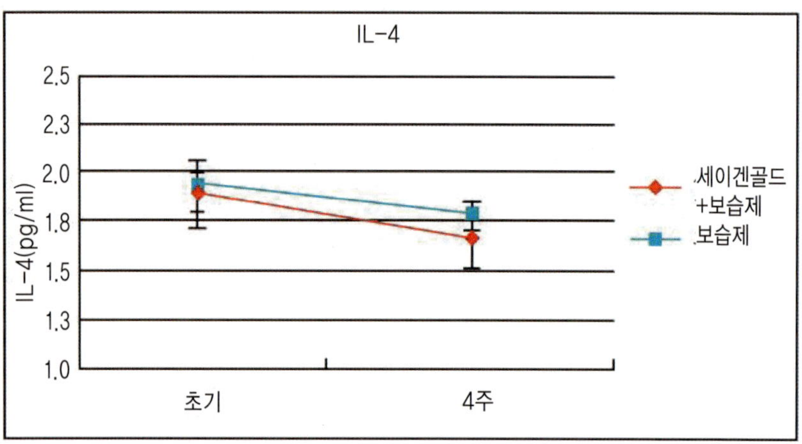

Fig.7B

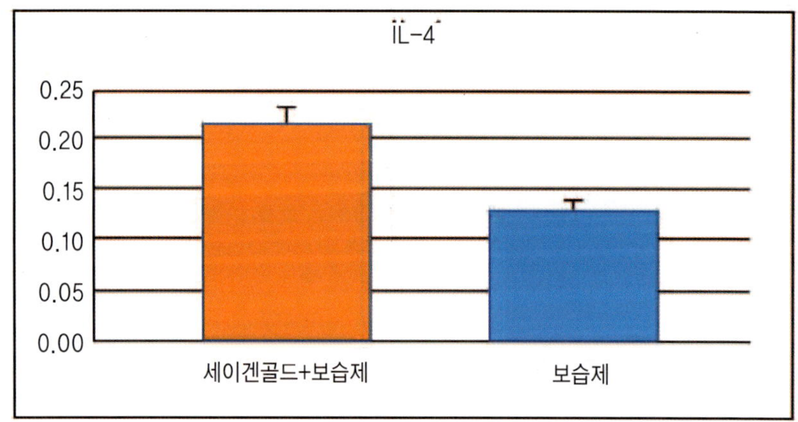

0.17), 1.67(±0.15)로 측정되었으며, 그 변화는 통계학적 의의가 있었다
(p<0.01).

보습제 도포군의 경우 치료 시작 때, 4주째에 각각 1.90(±0.99), 1.77(±
0.06)로 측정되었으며, 변화에는 통계학적 유의성이 있었다 (p<0.001)
(Fig.7A).

두 군 간의 IL -4 감소 정도는 통계학적으로 유의하게 세이겐골드 음용군이 우
수한 것으로 나타났다 (p<0.01) (Fig.7B).

9. IL-5의 변화

두 군 모두 치료 전에 비해 4주째에 IL-5 수치가 감소하는 결과를 보였다. 세
이겐골드 음용군의 경우 IL-5 수치가 치료 시작 때, 4주째에 각각 1.59(±
0.21), 1.44(±0.23)으로 측정되었으며 그 변화는 통계학적 의의가 없었다.

보습제 도포군의 경우 치료 시작 때, 4주째에 각각 1.59(±0.09), 1.51(±

Fig.8A

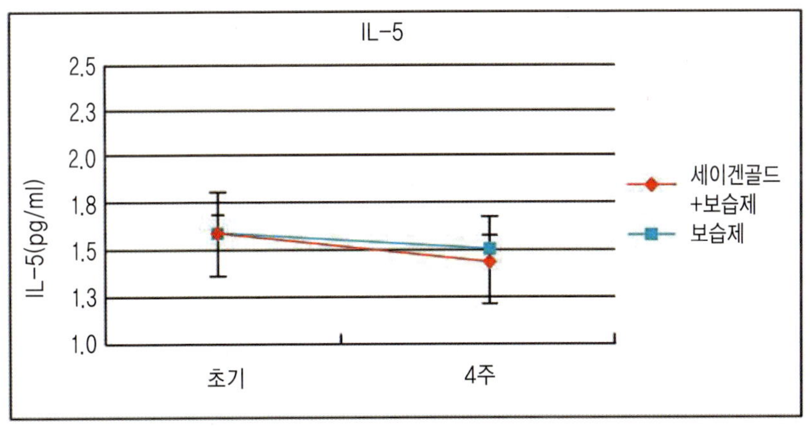

Fig.8B

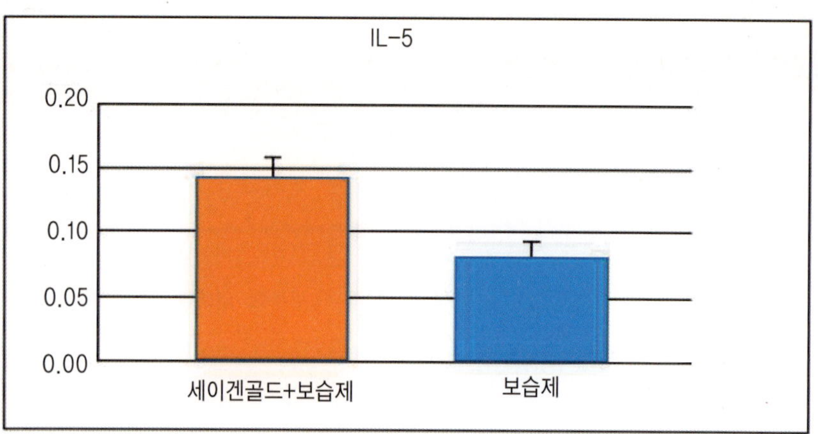

0.09)로 측정되었으며, 변화에는 통계학적 유의성이 있었다 (p<0.05) (Fig.8A).

두 군 간의 IL-5 감소 정도는 통계학적으로 유의하게 세이겐골드 음용군이 우수한 것으로 나타났다 (p<0.05) (Fig.8B).

세이겐골드 음용군의 경우 처음-2주간, 처음-4주간 동안의 소양감, 수면장애의 VAS의 호전 정도와 SCORAD, IL-4의 호전 정도에서 통계학적으로 유의하게 효과가 있었다. 한편 보습제군의 경우는 IL-4, IL-5의 호전에서 통계학적으로 유의하게 효과가 있는 것으로 나왔다.

절대수치 비교상에서는 세이겐골드 음용군의 소양감, 수면장애, SCORAD, eosinophil count, IL-4, IL-5에서 보습제군보다 호전되는 수가 더 많았고 보습군의 경우는 ECP에서 세이겐골드 음용군보다 호전되는 수가 많은 것으로 보여졌으며, 이 결과들은 모두 통계학적으로 유의성을 보였다.

세이겐골드 음용군은 소양감, 수면장애 등의 자각 증상과 객관적 지표인 SCORAD, 그리고 IgE를 제외한 혈액검사 소견 모두에서 호전을 보이는 양상을 나타내었다. 두 군의 비교에 있어서 IgE와 ECP를 제외한 모든 경우에서 세이겐골드 음용군이 보습제 도포군보다 더 나은 효과를 보였으며, 이는 통계학적으로 의의가 있는 것으로 나타났다.

이상의 결과를 토대로, 중등도 및 중증의 아토피 피부염 환자를 대상으로 해본 연구에서 세이겐골드 음용을 하면서 보습제를 도포하는 것이 동일한 보습제만 도포하는 경우보다 효과적이라는 결론을 내릴 수 있었다.

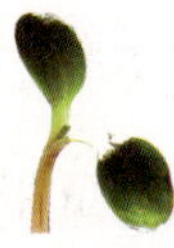

상해 화동병원에서 실험한
총 6개 분야에 대한 임상 데이터

화동병원은 임상발표 당일에도 등소평 중국 최고 지도자가 입원해 있던 단골병원으로 VIP고객을 대상으로 하는 가장 권위 있는 병원입니다. 최첨단 의료시설을 구비하고 전문의 200명을 포함 2,000여 명의 직원을 둔 통합의료의 세계적 선두병원입니다.

1994년 4월부터 6개월간 4세~95세 남성 119명, 여성 81명 등 총 200명을 대상으로 호흡기질환, 소화기질환, 고혈압, 소화기암, 내분비질환, 피부질환의 총 6개 분야에 대해 임상을 실시하였습니다.

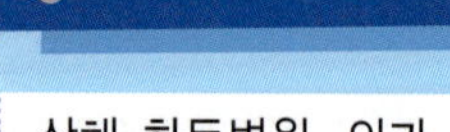

상해 화동병원 외과	載松林 교수, 주임의사	
	鄭衛平 부주임의사	
내과	王根生 주임의사	
	染瑞君 주임의사	
	顧正琪 교수, 주임의사	
	鄭安琳 주임의사	
피부과	李惠良 주임의사	

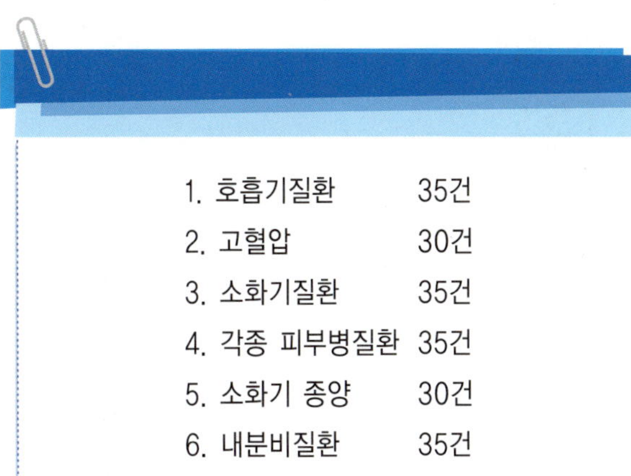

임상실험 참가자는 모두 1.5g의 유산균생산물질을 1일 총 3포씩 섭취하였고, 경우에 따라서는 희석한 수용액을 환부에 직접 바르기도 하였습니다. 이에 대한 종합결과를 다음과 같이 보고합니다.

① 호흡기질환 임상실험 결과 보고

(사례 35건)

35명의 환자를 대상으로 호흡기질환에 대해 임상실험을 하였습니다. 유산균생산물질을 복용 후 1~2주간 이내에 식욕, 체력 및 수면 등의 자각증상이 90%가 개선되었고, 경우에 따라서는 100% 이상의 개선을 보인 케이스도 있었습니다. 유산균생산물질 복용 후 1~2개월 후 폐 감염이 감소된 케이스는 85%에 달하였습니다. 천식의 경우는 85%의 개선을 보였으며, 그 외에도 기침, 가래 등의 증상도 개선되었습니다.

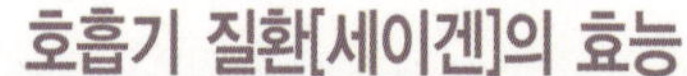

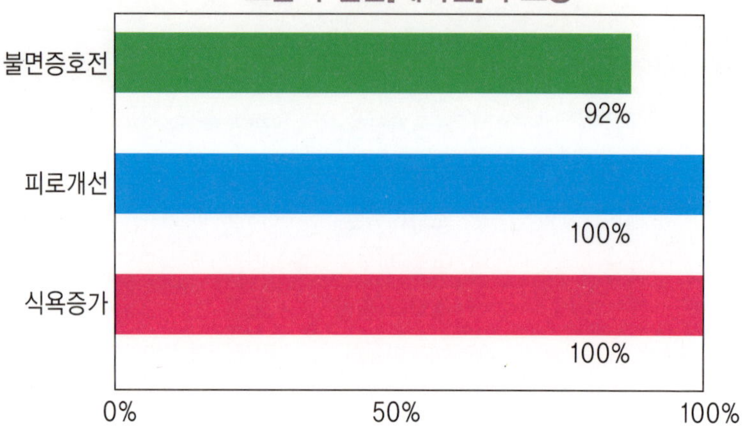

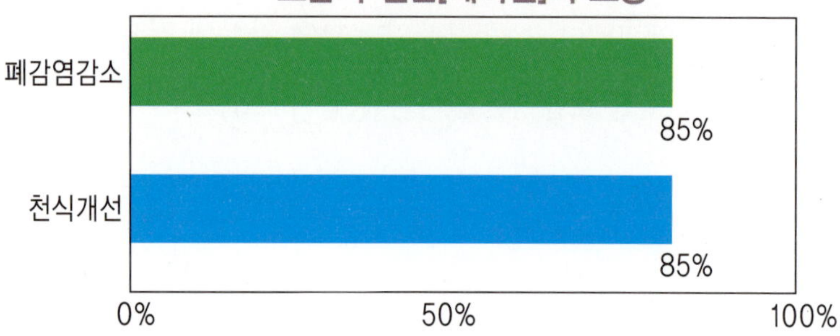

② 고혈압 임상실험 결과 보고

(사례 30건)

고혈압 환자 30명을 대상으로 고혈압에 대해 임상실험을 하였습니다. 참가한 환자들은 이미 현대의학 치료를 통해 혈압이 어느 정도 안정된 환자들입니다. 이러한 환자들에게 유산균생산물질을 투여하여 주 1회 정도로 혈압을 체크하였습니다. 이완압이 10mm 이상 떨어지면 매우

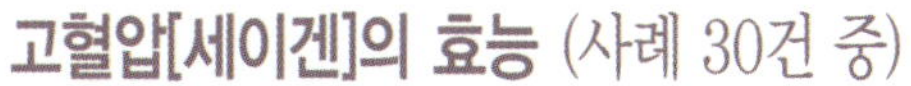

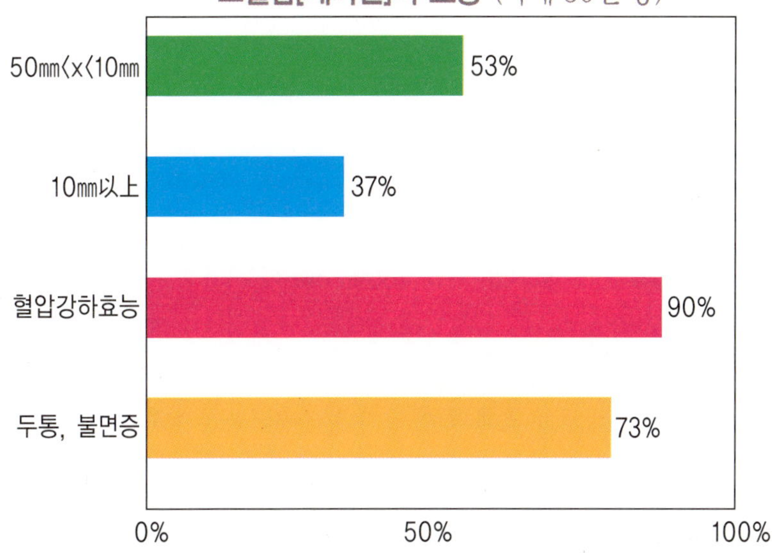

효과가 있고, 5mm~10mm 정도면 효과가 있는 것으로 보고, 5mm 이하이면 전혀 효과가 없는 것으로 구분하여 3개월 동안 관찰한 결과 11명은 현저하게 효과를 보였고, 16명은 효과가 있는 것으로, 나머지 3명은 변화를 보이지 않았습니다. 대상자들 가운데는 고혈압 외에 두통, 가슴통증, 수면불안정 등의 증상도 개선되었습니다.

③ 소화기질환 임상실험 결과 보고

(사례 30건)

30명의 환자를 대상으로 소화기질환에 대해 임상실험을 하였습니다. 30명 중 16명은 소화불량과 설사, 8명은 변비, 나머지 6명은 어린이로서 식욕부진 증상의 환자들입니다.

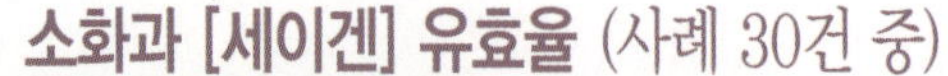

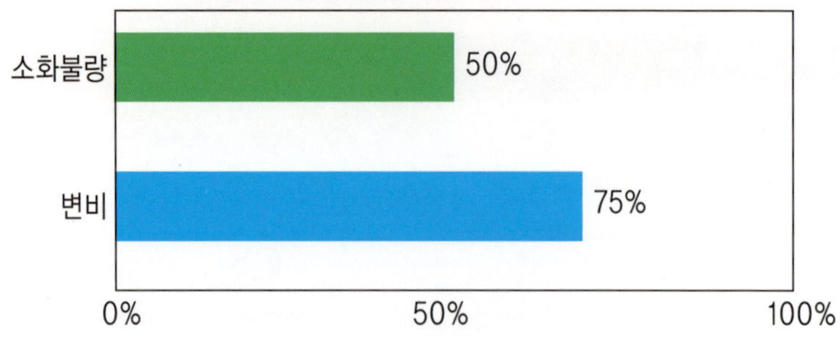

　유산균생산물질을 투여한 후 관찰한 결과, 16명의 소화불량과 설사 환자의 경우 8명에게는 효과가 있었지만, 6명에게는 효과를 보지 못했습니다. 효과가 나타난 환자 중에서는 눈에 띄는 효과를 보이는 환자도 있었습니다. 변비 환자의 경우 8명 가운데 6명이 개선되었습니다. 유산균생산물질을 복용 전에는 3~4일에 1회 정도였지만 복용 후에는 1일 1회로 개선되었으며, 복부의 불쾌감도 개선되었습니다.

　식욕부진 6명의 어린이에게 유산균생산물질을 복용하게 하였더니 눈에 띄게 식욕이 개선되었으며, 체중 증가와 감기 등의 호흡기계통의 질환 발병률이 감소하였습니다.

　이와 같이 30명의 임상실험을 통해 유산균생산물질이 소화기계통 질환에 대해서 일정한 치료 효과가 있는 것을 알게 되었습니다. 그리고 임상실험에 참가한 전원에게서 부작용을 호소하는 환자는 한 명도 없었습니다.

(사례 35건)

피부과 [세이겐]의 효능(바이러스성 피부염 사례 35건 중)

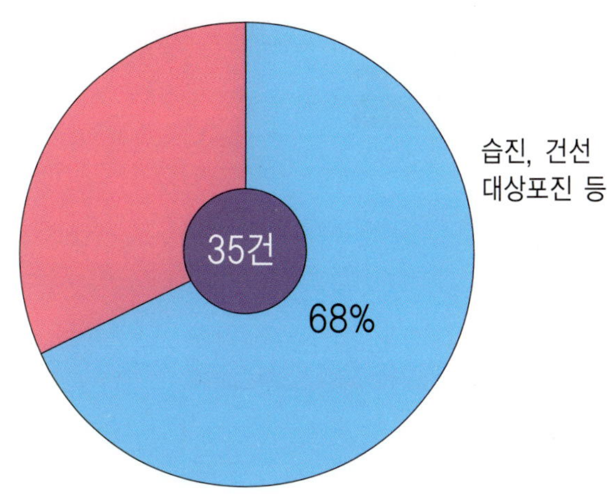

　44명의 환자를 상대로 피부염에 대해 임상실험을 하였습니다. 대상은 알레르기성 피부염, 습진, 대상포진, 단순포진 등의 환자입니다. 임상실험 결과 전체의 68% 정도에서 효과를 보였습니다. 특히 바이러스 균에 의한 대상포진과 같은 질환에 대해서는 현저하게 효과가 나타났습니다. 44명의 환자 연령은 비교적 고령자가 많았습니다.

　면역기능이 저하된 환자들의 대상포진 증상은 심하였고, 후유증으로 인한 신경통도 있었습니다. 일반적인 치료와 유산균생산물질을 병행하였으며, 관찰 결과 유산균생산물질을 복용한 환자는 복용하지 않은 환자보다 치료기간이 평균 3~4일 정도 짧아지고 신경통 증상도 개선되었습니다.

(사례 35건)

종양수술[세이겐]의 효능(사례 35건 중)
[백혈구수치]
수치상승 31%
수치유지 31%
유효율 62%
0%
50%
100%
[그림 1]

종양수술[세이겐]의 효능(사례 35건 중)
식욕증가 54%
정신안정 74%
불면증 호전 71%
0%
50%
100%
[그림 2]

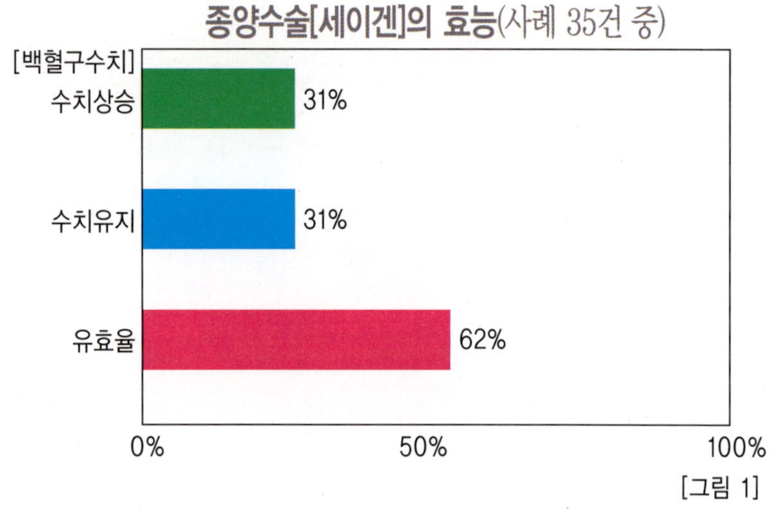

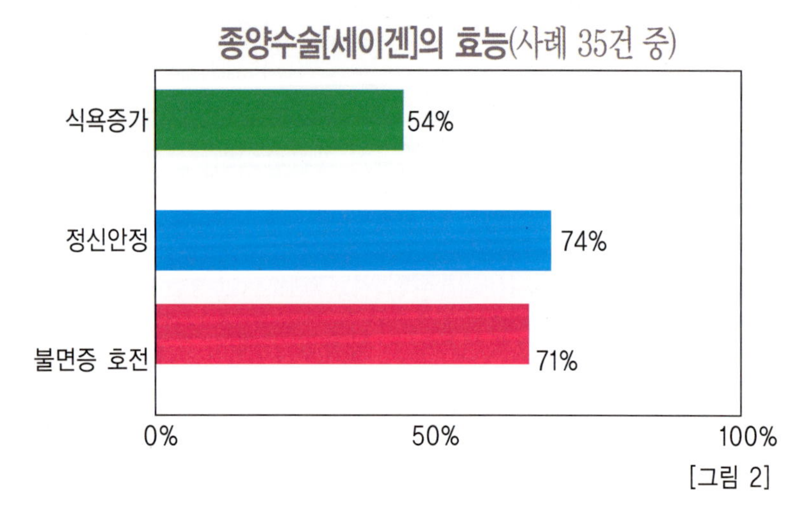

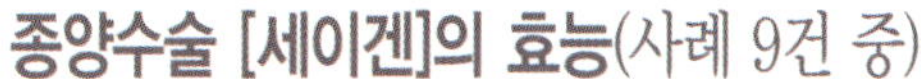

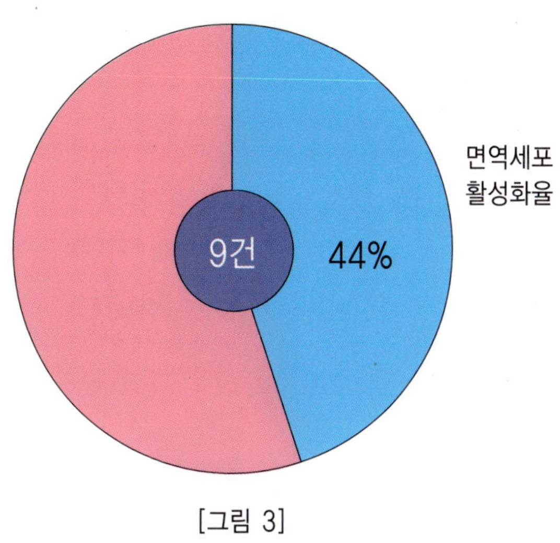

[그림 3]

　35명의 환자를 대상으로 소화기 종양에 대해 임상실험을 하였습니다. 먼저 종양환자 수술 후의 방사선치료와 화학치료의 부작용에 대하여 유산균생산물질을 투여하여 관찰하고, 유산균생산물질 복용으로 인한 환자의 면역기능의 변화를 관찰하였습니다.

　마지막으로 유산균생산물질 복용 후 환자들의 자각증상의 변화를 관찰하였습니다. 전체적인 결과로 방사선 치료 후의 백혈구 감소는 유산균생산물질 복용으로 전체의 31% 정도의 억제효과(그림-1)가 나타났으며, 면역기능은 전체의 44% 정도의 환자들의 면역세포가 활성화(그림-3) 되었습니다. 전체의 54% 환자들은 식욕, 정신상태, 수면개선의 자각증상(그림-2)이 개선되었습니다. 일련의 관찰을 통해서 유산균생산물질은 면역기능, 자각증상, 화학치료 및 방사선 치료 후의 백혈구 조절 등에서 효과가 있다는 것을 알게 되었습니다.

⑥ 내분비 질환 임상실험 결과 보고
(사례 35명 중 당뇨병환자 28건)

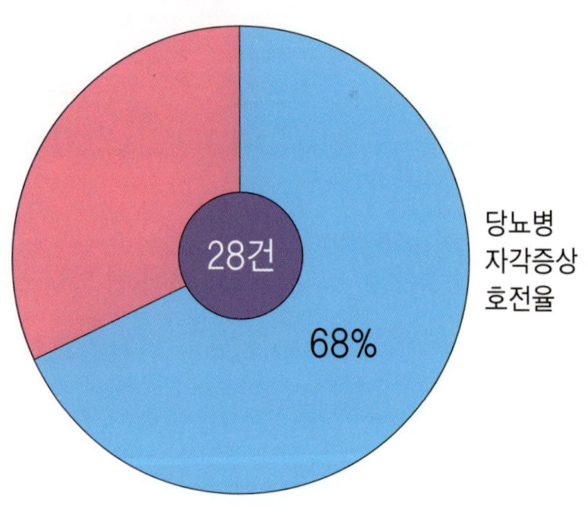

35명의 환자를 상대로 내분비질환에 대해 유산균생산물질을 투여하여, 그 중에서 28명의 당뇨병 환자를 중심으로 임상실험을 하였습니다. 그 외에 갑상선 항진증 환자 3명, 면역질환 환자 3명, 구강종양 환자 1명이 참가하였습니다. 당뇨병 환자의 경우 대다수가 초기 발병 환자였고, 이들 중에는 발병해서 오래된 환자도 있었습니다. 동일하게 혈당 강하약과 병행해서 사용하였습니다. 증상이 가벼운 환자에 대해서는 당뇨약을 조금씩 감소시켜 최종적으로는 식이요법과 유산균생산물질만으로 임상실험을 하였습니다.

그 결과 대상자 대부분의 혈당치가 안정되었고, 이들 중에는 혈당치가 내려간 사례도 있었습니다. 목이 자주 마르고, 소변을 자주 보는 현상도 줄어들고, 나른함과 스트레스도 함께 개선되었습니다. 특히 초기 발병 환자의 개선이 뚜렷하게 나타났습니다.

【결 론】

마지막으로 유산균생산물질에 관하여 몇 가지 정리를 하겠습니다.

유산균생산물질을 여섯 그룹의 각종 질환자에 대해 6개월의 임상시험을 통해 아래와 같은 작용이 있다는 것을 확인할 수 있습니다.

1. 면역력을 높인다는 것이다. 유산균생산물질을 호흡기질환에 응용하면 폐장감염을 감소 또는 억제시키는 효과가 있다. 또 소화기 종양수술 후 화학치료법 또는 방사선치료법을 할 때 NK세포의 활성을 높이고 조혈계통의 억제 작용을 감소, 백혈구를 증가시키는 효과가 있다.

2. 호흡기질환, 고혈압, 종양 환자의 화학치료와 방사선치료법, 당뇨병의 보조치료에 대해 식욕을 증가, 체력증강, 정신상태 개선, 증상 감소작용이 있다.

3. 유산균생산물질과 혈압 강하제를 함께 사용하면 혈압 강하작용이 증가될 수 있고, 또는 고혈압 환자의 증상이 개선될 수 있다.

4. 각종 피부병의 치료에 대해 증상을 개선하고 재발 기간 연장작용이 있다.

5. 위장기능장애의 조절작용이 있다.

6. 설사, 변비에 대해 개선작용이 있다.

7. 의외의 이상한 효능이 있다. 예를 들면 어떤 설사환자가 생각지도 않게 20년의 어깨 관절 주위염이 완쾌되었다.

8. 부작용이 없다. 유산균생산물질을 복용한 임상실험 참가자 200명에게서 어떠한 부작용 현상이 발생되지 않았다.

☞ 전형 사례

사례 1 : 초모 씨, 남성, 95세의 노인환자. 만성기관지염, 관상동맥경화증, 뇌동맥경화증, 만성결장염 등 다종 질병. 올해 초 장 기능에 심각한 장애가 발생. 변비와 설사가 번갈아가며 발생. 대변이 항문에서 조금씩 배어나오고, 항문 주변의 피부가 장기간의 궤양으로 어떠한 지사제도 효과가 없었다. 유산균생산물질을 내복하면서 희석한 후 바름. 현재 설사가 개선되었고, 항문 주위의 피부궤양이 완치되었다.

사례 2 : 왕모 씨, 만성 설사환자. 유산균생산물질 내복 후 증상이 개선되었다. 의외로 장기 치료 효과가 없었던 어깨관절주위염의 통증이 없어지고 쾌유되었다.

사례 3 : 김모 씨, 여성, 43세. 1973년부터 얼굴, 입술 주변, 코끝, 뺨에 좁쌀 같은 반점이 반복해서 생기고, 반점의 색이 붉고 약 10일간 부스럼 딱지가 생긴 후 사라짐. 월경 전후 또는 반복해서 발생. 다수의 약물치료를 했지만 효과가 없었음. 4월부터 유산균생산물질을 먹기 시작. 1일 3회, 1회 1.5g. 1주일 후 피부 반점 감퇴. 2개월 이후부터 더 이상 발생하지 않음.

사례 4 : 후모 씨, 여성, 60세. 재발성단순포진 약 40여 년. 기후 변화, 한기가 듦. 감기, 정신 긴장할 때, 구강 주위의 피부발진이 생기고, 전신에 힘이 없고, 두통, 발열 등이 생김. 유산균생산물질을 내복한 이후 3개월간 재발되지 않음. 원기회복, 체력증강.

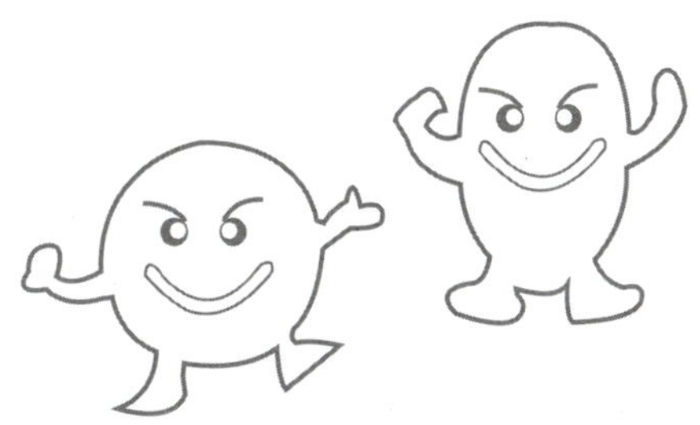

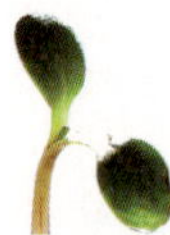

유산균생산물질의 발효에 사용되는
BF-LP284의 항알레르기에 관한 시험 성적

유산균생산물질의 구성성분 (BF-LP284)의 알레르기 억제에 관한 시험성적

Ⅰ. 히스타민 유리(遊離) 억제 작용
Ⅱ. 수동 피부 아나필랙시스 반응(PCA)에 대한 억제 작용
Ⅲ. 알레르기 유발 모델 마우스에 있어서의 IgE 생산억제 작용

Ⅰ. 히스타민 유리(遊離) 억제 작용

Ⅰ형 알레르기에 대해서는 비만세포에 IgE 항체가 결합해 히스타민이나 류이코트리엔 등이 방출되어 알레르기 증상을 일으킨다.(아래 그림) 거기서 BF-LP284를 실험쥐의 비만세포에 작용시켜, 히스타민의 유리를 억제할 수 있는지 조사했다.

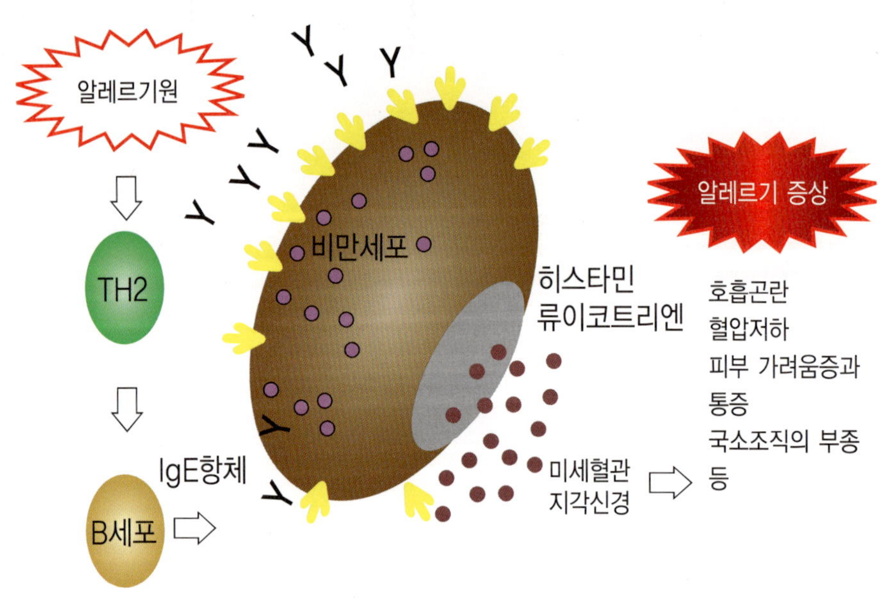

시험 결과)

비만세포에 BF-LP284를 작용시키면 농도 의존적으로 히스타민의 유리가 억제되어,
BF-LP284는 알레르기 증상의 완화에 유용한 가능성을 시사한다.

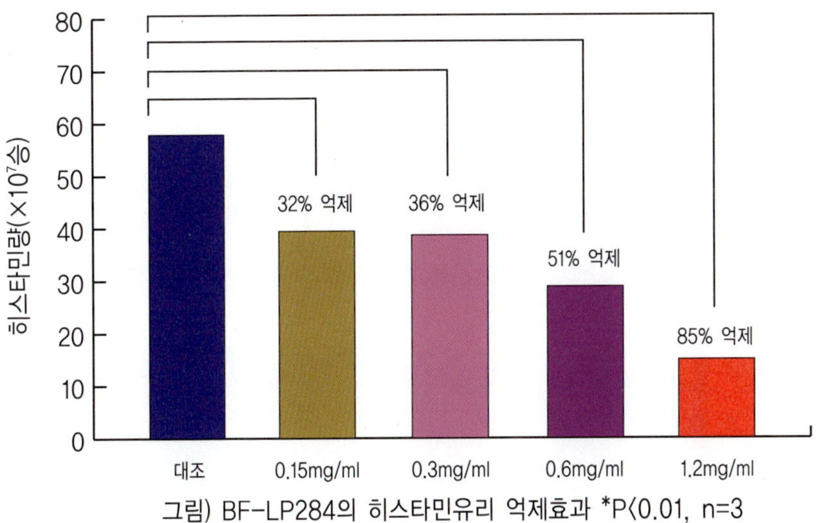

그림) BF-LP284의 히스타민유리 억제효과 *P〈0.01, n=3

II. 수동 피부 아나필랙시스 반응(PCA)에 대한 억제 작용

시험방법 I형 알레르기 반응 모델인 랫트 수신 피부 아나필랙시스(PCA)반응 : 위스타 랫트의 등부분 피부내에 마우스모노클로널 DNP-IgE항체를 주사하여, BF-LP284를 경구단회투여(300mg/Kg)후, DNP화 우혈청 알부민을 포함한 색소용액을 정주하여 PCA반응을 야기시켜, 등부분 피부내에 노출시킨 색소의 면적을 비투여대조군과 비교했다. 양성대조에는 프레드니조론을 사용하였다.

알레르기 반응에 의해 미세혈관의 투명성이 높아져, 내부에 색소유출이 발생한다. BF-LP284는 프래드니조론에 가까운 억제작용을 나타낸다.

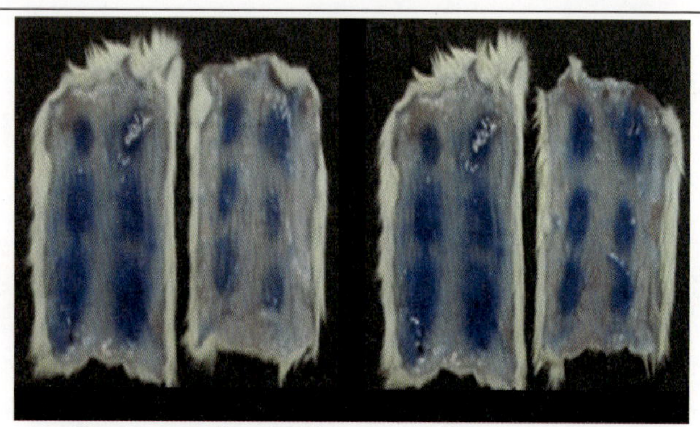

그림) 실험쥐 피부사진(청색 면적이 작을수록 억제됨)

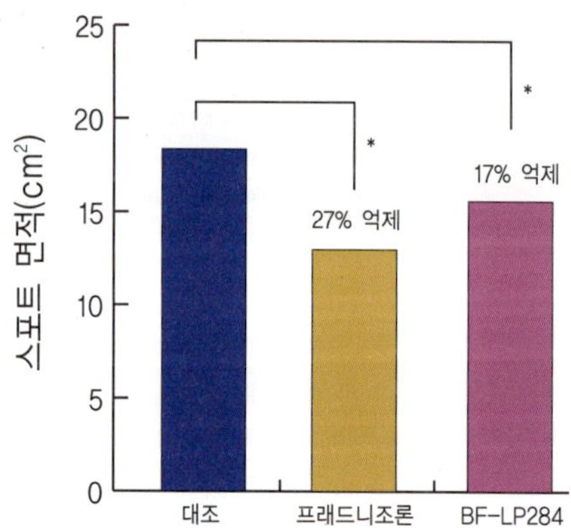

그림) PCA시험에 의한 BF-LP284의 항알레르기 효과

시험 결과) 노출색소면적(cm2)은 대조군 15.2±0.4로 둘 다 유의(p<0.01)하게 작고, BF-LP284는 아나필랙시스 반응을 억제했다.

Ⅲ. 알레르기 유발 모델 마우스에 있어서의 IgE 생산억제 작용

아토피성 피부염 등의 알레르기 상태는 항원이 접촉하면 면역 글로블린 E(IgE)가 생산
되어 알레르기성 염증을 야기한다. 알레르기성 질환에서는 혈청중 IgE 농도가 상승하
는 경향이 많다. 그래서 혈청 중 IgE 농도를 상승시킨 알레르기 유발 모델 마우스를
이용해 BF-LP284를 경구 섭취시켰을 때 혈청 중 IgE 생산이 억제되는지를 검토했다.

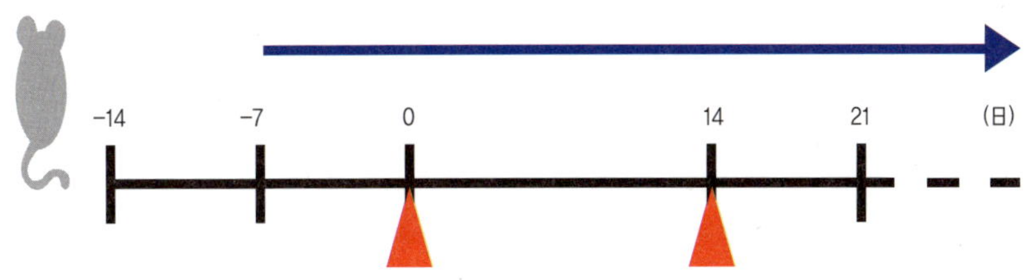

대조군과 비교해 BF-LP284군의 혈청 IgE 생산은 유의($p < 0.05$, $p < 0.01$)로 억제되어,
알레르기 개선에 유용한 가능성을 시사한다.

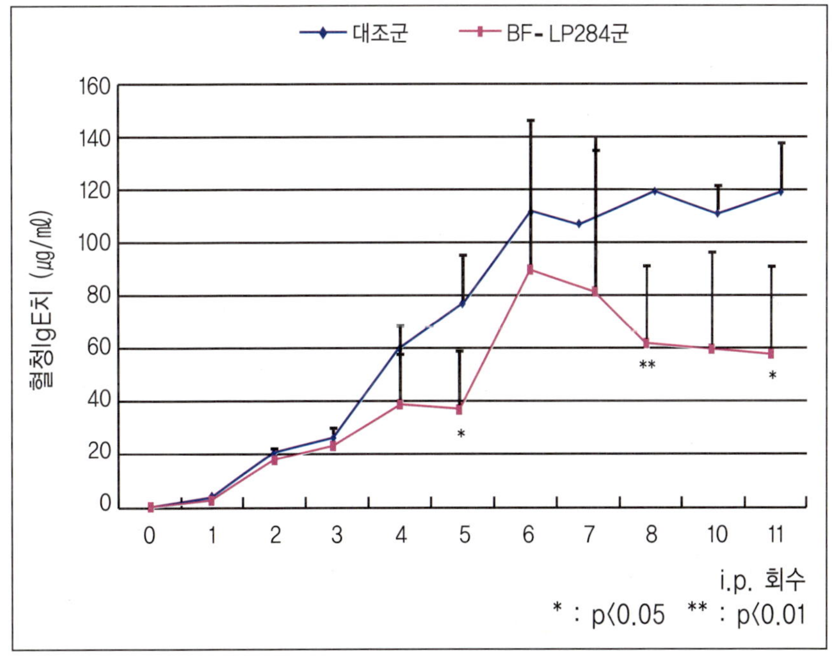

그림) 알레르기 발증 모델마우스의 혈청 IgE의 추이

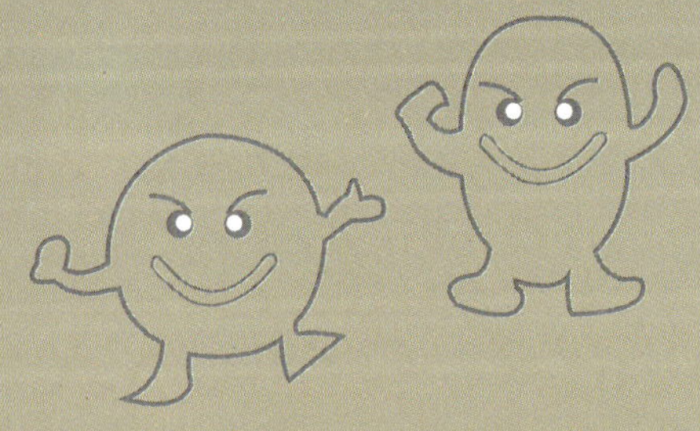

제 6 장
유산균생산물질의
역사

- 불로장생의 비결… 메치니코프 박사의 유산균 요법
- 유산균생산물질의 기원은 불교경전으로부터…
- 오오타니 코우즈이 농예화학연구소의 업적
- 미생물과 인류가 공생·공존하는 길

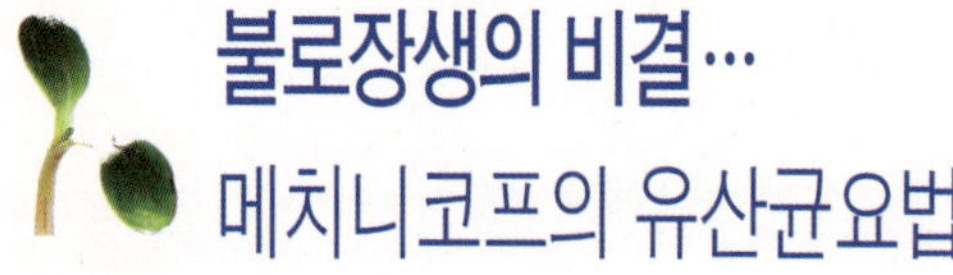

불로장생의 비결…
메치니코프의 유산균요법

19세기 말 프랑스의 파스퇴르 연구소에 요구르트에 의한 불로장생설을 제창한 메치니코프라는 저명한 러시아인 생물학자가 있었습니다. 어느 날 메치니코프 박사는 건강하게 장수하는 사람이 많은 불가리아 지방에서 유산균 제품을 많이 먹는다는 사실을 알게 되었습니다. 그 후 박사는 이 지방의 사람들이 즐겨 먹는 유산균 제품과 요구르트 성분 속에서 한 종류의 세균을 발견하게 됩니다. 그 세균을 추출해 내어 연구해 본 결과 매우 강한 살균력을 가지고 있을 뿐만 아니라, 인체에 조금도 해를 입히지 않는다는 사실을 알게 되었습니다.

박사는 곧 요구르트 속에 들어 있는 이 세균이 장내 유해균의 활동을 억제하고, 독소의 발생을 방지하고 있다는 가설을 세우고 "**이를 섭취하면 병에 걸리지 않는 체질로 바뀌게 되며, 이것이 바로 불로장생의 비결이다.**" 라는 결론에 도달하게 되었습니다. 이것이 메치니코프의 유산균요법입니다.

메치니코프 박사는 이 요법의 발견과 그 후의 연구를 통해 1908년 노

벨 물리학, 의학상을 수상하게 됩니다. 당시 유럽에서는 노화와 동맥경화가 문제시되고 있었습니다. 특히 동맥경화의 원인은 과음 아니면 매독이라는 설이 지배적이어서, 장내 세균을 주목한 메치니코프 박사의 시점은 매우 정확하고 참신한 것이었습니다.

그러나 당시 큰 반향을 불러일으킨 이 이론도 후세에 이르러서는 방법론에 있어서 두 가지 결점이 있음을 지적받게 되었는데, 이는 다음과 같습니다.

① 분리시킨 한 종류의 균을 사용한 것

② 살아있는 균을 마신다는 것

서로서로 도와가며 살아가는 균은 하나로 분리되어 버리면 그 움직임이 둔해지게 되고, 어렵게 장 속에 들어가더라도 번식할 확률이 매우 적어지게 됩니다. 또한 살아있는 균은 대부분 장까지 도달하기 전에 위산에 의해 죽어버려 먹더라도 큰 효과를 보지 못하는 것입니다.

메치니코프 박사는 아쉽게도 이 점을 발견하지 못했습니다. 당시 박사도 매일같이 요구르트를 마셨으며, 이는 유럽 전체에 요구르트가 보급되는 계기가 되었습니다. 메치니코프 박사는 1916년 향년 71세의 나이로 동맥경화증을 동반한 요독증으로 생애를 마감했습니다.

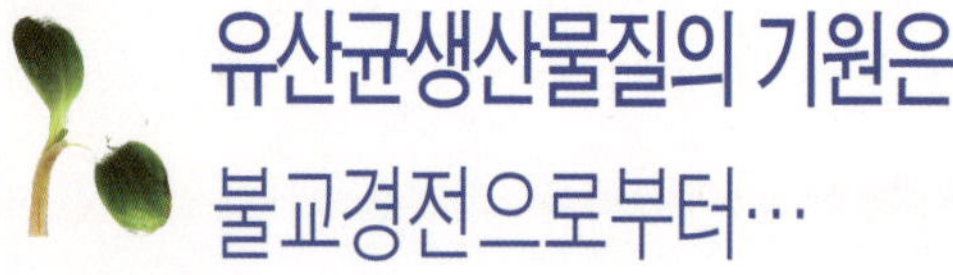

유산균생산물질의 기원은
불교경전으로부터…

유산균생산물질의 근원은 약 2500년 전의 불교 경전에까지 거슬러 올라가게 됩니다. 지금으로부터 약 1세기 전 카마쿠라시대 초기의 승려 '신란(新鸞)'의 혈통을 이어 시혼간지(西本願寺)파의 제 22대 법주인 오오타니 코우즈이(大谷光瑞) 법사는 '대반열반경(大般涅槃經)' 속의 다음 한 구절에 주목했습니다.

제호는 맛이 최고로다. 이를 취하는 자는 만병을 물리칠 수 있을 것이며, 모든 약의 효험이 이 속에 함께 있도다.

불교에서 종종 '제호를 맛본다'는 표현을 쓰곤 하는데 이는 진정한 즐거움, 최상의 것을 맛본다는 의미를 지니며, 이때의 제호는 불교 경전에서 유래한 것입니다. '대반열반경'의 한 구절을 현대어로 번역해 보면, "제호의 맛은 최상이다. 이를 음용하면 모든 질병으로부터 해방될 수 있으며, 다른 약을 쓸 필요가 전혀 없다." 라는 뜻이 됩니다. 또한 '대반열반경'에는 '제호'를 제조하는 과정까지도 적혀 있었습니다.

① 소에서 우유를 짜낸다.

② 우유로 酪(타락:유즙)을 만든다.

③ 타락으로부터 생수를 만든다.

④ 생수로부터 숙수를 만든다.

⑤ 숙수로부터 제호를 만든다.

맨 처음에 얻은 우유는 영양분을 고루 갖춘 배양지이며, 다음 단계의 타락은 우유로부터 지방을 걷어낸 것입니다. 그 다음 생수란 살아있는 균을 말하며, 이 균을 숙성시킨 것이 바로 숙수입니다. 그리고 마지막 단계에서 숙수로부터 얻어지는 것이 '제호' 입니다. 이 '제호' 가 바로 유산균생산물질인 것입니다.

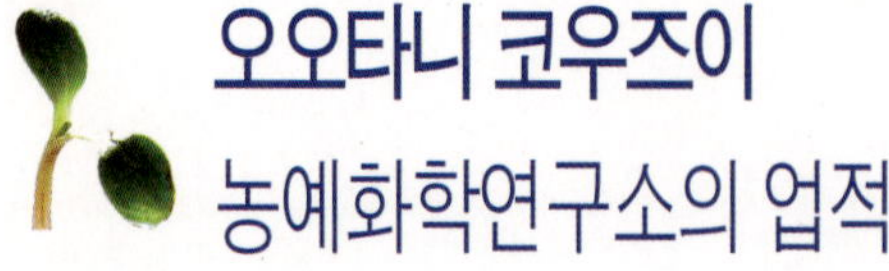

오오타니 코우즈이
농예화학연구소의 업적

'대반열반경'에서 '제호'를 발견해낸 오오타니 법사는 후에 유익균 배양 기술의 세계적 권위자가 된 마사가키 카즈요시와 만나 1932년에 중국 다리안(大連)지방의 오오타니 코우즈이 농예화학연구소를 설립하고, 본격적으로 세균 연구에 임했습니다. 그 후 1939년 오오타니 연구소는 독자적으로 미생물 공서배양법을 발명하고 특허를 취득했습니다. 이는 메치니코프 박사의 유산균 요법이 갖고 있는 두 가지 결점을 훌륭하게 보완해낸 것이었습니다.

① 분리시킨 한 종류의 균을 사용하고 있어 균이 제 기능을 다하지 못한다.

② 살아있는 균을 마시는 것으로는 그다지 큰 효과를 보지 못한다.

이러한 공서배양법은 16종류의 유익균을 공서(共棲)시키면서 번식·배양시킨 것으로서 최대의 특징은 상대방 균이 강해지면 그 균에 대항해 항생작용이 발생하여 항생물질을 만들어냄과 동시에, 스스로를 강화시키고자 하는 작용이 일어나게 되며 공생 번식하는 과정에서 균들

서로가 서로를 강화해 나간다는 점입니다.

상호 작용에 의해 강화된 균이 만들어내는 물질에는 20종류 이상의 아미노산, 각종 비타민, 각종 미네랄을 포함해 소량이지만 충분히 제 기능을 다할 수 있는 핵산 물질(DNA, RNA)이 포함되어 있었습니다.

이와 더불어 이 균들의 분비액은 매우 뛰어난 활성을 보인다는 것도 알아낼 수 있었습니다. 이 공서배양법이야말로 메치니코프 박사가 처음에 제창한 유산균요법의 완성판이라고 할 수 있으며, 일본을 대표하는 미생물학자들 사이에서도 이 이론과 기술은 높이 평가되었습니다. 이 공서배양법을 보다 구체적으로 설명하자면 아래와 같습니다.

① 먼저 16가지 종류의 유익균을 한 종류씩 배양하여 강화시킨다.

② 다음 단계로 이들 균을 4종류씩 4개의 군으로 나누어 각각 공서 배양한다.

③ 평상시에 수배에 달하는 장시간 배양을 실시한다. 이때 배양 온도의 이동성 방식을 통해 분비물의 생산량을 증가시킨다.

④ 마지막으로 그 분비물이 변화하지 않은 상태에서 추출해내어 최고도로 농축시킨다.

이와 같은 방법으로 추출된 원액으로부터 정제된 것이 유산균생산물질입니다. 이렇듯 메치니코프 박사의 위대한 발견은 오오타니 농예화학연구소의 연구를 통해 결실을 맺게 된 것입니다.

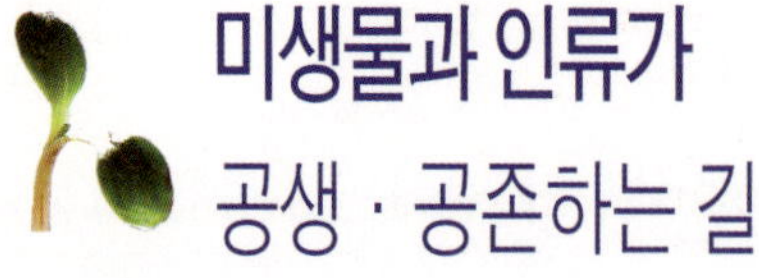

미생물과 인류가
공생 · 공존하는 길

메치니코프 박사의 발견과 오오타니 법사의 유언을 받들어 공서배양법을 최종적으로 완성시킨 것은 마사가키 카즈요시였습니다. 마사가키는 생애의 대부분을 미생물과 함께 보냈습니다. 1950년 1월 25일 국회에서 '수명론과 유익세균에 대해' 라는 제목으로 연설을 하여 후생노동성 장관(한국의 보건복지부장관)으로부터 감사장을 받기도 했습니다. 그 연설의 내용은 다음과 같습니다.

"이 세상에 존재하는 모든 것은 수명을 지니고 있지만, 그 이상적인 수명, 즉 천명에 대해서 그리고 모든 동물의 수명에 대해서 연구해 본 결과 2가지 결론을 얻을 수 있었습니다. 그 중 한 가지는 일정 성장기간의 5배 이상을 생존한다는 이론이며, 다른 한 가지는 장내 독소의 발생과 수명이 밀접하게 연관되어 있다는 사실입니다. 모든 생물은 태어나서 어른이 되기까지의 성장기간의 약 5~12배의 기간을 생존하게 됩니다. 예를 들어 개는 태어난 지 2년 만에 성견(成犬)이 되며, 그 기간을 5배 이상, 즉 10살에서 15살 정도의 수명을 가지고 있습니다. 또한 코끼

리는 성장기간이 20년 정도로, 그 5배 이상인 150살 이상의 수명을 가지고 있습니다.

이런 식으로 생각해 볼 때 학생들이 추정하는 인간의 성장기간은 대체로 25년이므로, 이론상으로 그 5배인 125살까지가 인간의 수명인 셈입니다. 그러나 왜 인간은 그렇게 길게 살지 못하는 것일까요?

여기에서는 앞서 밝힌 두 번째 이론이 깊게 연관되어 있습니다. 즉 장 속에 유해균이 번식하여 독소가 발생한 동물은 수명이 짧아지게 되고, 독소가 없는 동물은 반대로 수명이 길어지는 것입니다. 예를 들어 조류는 장이 매우 짧아 섭취한 음식의 영양소만을 빠르게 흡수한 후 찌꺼기는 바로 배설해 버리기 때문에 장 속에서 이상 발효 또는 부패가 일어날 확률은 거의 없습니다. 800년 전의 언어를 사용해 말을 하는 앵무새가 있다는 미국의 보고서도 있습니다만, 조류가 이상하리만치 수명이 긴 것은 장 속에 유해균이 번식할 틈이 없기 때문입니다. 예로부터 거북이는 만년을 사는 동물로 알려져 있고, 학 또한 천 년을 산다는 선금으로 알려져 있습니다. 실제로 학은 90~100년, 거북이는 300년 정도의 긴 수명을 가지고 있으며, 이들 동물의 장은 언제 들여다보아도 부패균이 번식하지 않아 악취가 나지 않습니다.

인간 중에도 산 속에서 생활하는 사람의 변은 악취가 거의 없으며 매우 장수를 하는 것으로 알려져 있습니다. 이에 비해 도시에 사는 사람들이 섭취하는 음식은 자연 그대로의 것이 거의 없어 장 속에서는 이상 발효가 많아져 독소가 생겨나게 됩니다. 이 독소가 몸에 흡수되어 장기가 쇠퇴하고 정해진 수명을 다하지 못하고 노쇠해버리는 것입니다. 메치니코프 박사는 이 점에 착안하여 유산균요법을 발견한 후 세상에 발표했지만 거기에는 두 가지 결점이 있었습니다.(중간 생략)

이를 개선하기 위해 저희 연구소에서는 균의 공서배양법을 발명해냈습니다. 이 공서배양법의 흥미로운 점은 상대방 균이 강해지면 강해질수록 그 균에 대해 항생작용을 일으켜 항생물질을 만들어냄과 동시에 스스로를 강화시키고자 하는 작용을 하게 된다는 것입니다. 그럼으로써 균들 서로가 서로를 강화시켜 나간다는 점이 바로 공서배양법의 이론인 것입니다.

이 유익 세균의 분비물은 양이 많아지면 먹기가 힘들어지므로 변화하지 않은 상태에서 농축시켰습니다.

따라서 소량을 마시는 것만으로도 위장 내에서 살아있는 균을 따로 번식시킬 필요 없이 100% 효과를 볼 수 있는 것입니다. 이는 장관성 자가중독이라는 독소를 방지하기에도 매우 적합한 요법일 뿐만 아니라, 지금으로부터 2500년 전 불교 경전에도 담겨있어 오오타니 코우즈이 법사가 연구를 시작하게 된 것입니다.

'제호'는 매우 뛰어난 맛을 지닌 균의 분비물입니다. 뛰어난 맛이라고 표현하는 이유는 이를 모든 인간이 섭취할 필요가 있기 때문입니다. 즉 몸에 좋은 성분을 섭취하여 장 속의 이상 발효를 방지함으로써 영양분은 체내에 완전히 흡수시키고, 반대로 독소는 흡수시키지 않게 되는 것입니다. 이러한 의미에서 인간이 완전히 수명을 다하고 나아가서는 그 수명을 연장시키기 위해서는 이 방법을 우선시하지 않으면 안 되는 것입니다. 불교가 수명론을 다루고 있는 이상 이 '제호'의 제조법이 거론되는 것 또한 당연한 것이라고 볼 수 있습니다.

오오타니 코우즈이 법사는 이 유익 세균을 일반적으로 응용하는 것 이외에 태아에게도 영향을 줄 수 있을 것이라는 생각을 했습니다. 모태에 독소가 발생하면 태아에게도 안 좋은 영향을 미치게 되므로 이러한 장내 독소의 발생을 예방하여 건강한 아이가 태어날 수 있게 하는 것입니다. 태아의 몸이 아직 완전히 만들어지지 않아 조직이 약할 때에 독소를 흡수하게 되면 장래의 건강에도 영향을 미칠 가능성이 있기 때문입니다.

이렇듯 응용의 폭을 넓혀감으로써 온 국민을 건강 체질로 바꾸어가고자 하는 것입니다. 이와 더불어 정신적인 단련을 함께 함으로써 몸과 마음을 일치시켜 더 나아가서는 지능적인 문화를 만들어 나가자는 것입니다. 이는 일본의 장래에 있어서도 매우 중요한 부분이며 하루 빨리 이를 전국적으로 보급시켜 국민의 질적 향상에 이바지하고자 합니다. ☺

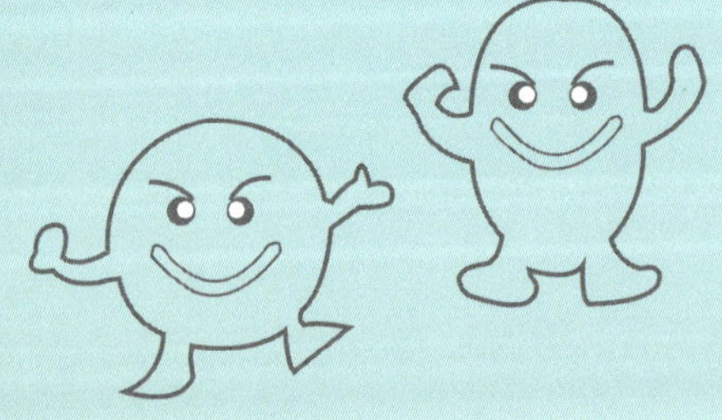

부 록

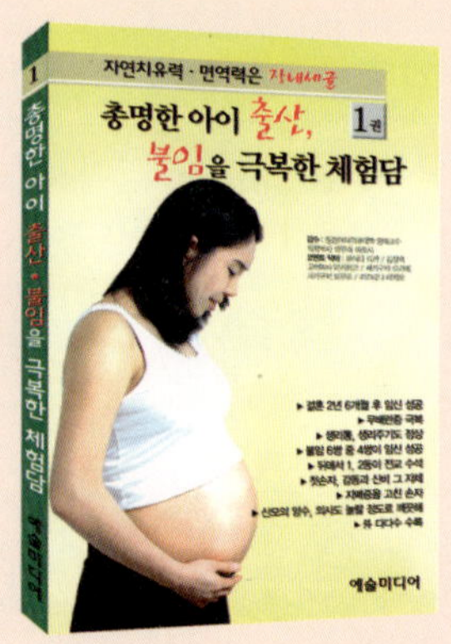

"계획 임신의 첫 단계는 장내세균을 유익균(有益菌)으로 다스려 자연치유력(면역력)을 높이는 것입니다."

일본, 미국 등의 선진국에서는 이미 오래 전에 장내세균의 중요성에 대해 깨달았으며 지금으로부터 약 1세기 전 일본의 시혼간지(西本願寺)파 제 22대 법주인 오오타니 코우즈이(大谷光瑞) 법사는 불교 경전인 대반열반경(大般涅槃經) 속에서 "제호"와 그것을 제조하는 과정을 발견하였습니다. 이 제조법을 바탕으로 68년 전 공서배양법(共棲培養法)을 국제발명특허하고 제품화 한 것이 바로 [세이겐]입니다. 국제적 연구기관인 일본국립 이화학연구소, 미국 뉴 호프 의학연구소, 일본 국내 5개 대학 및 연구소를 통해 18년에 걸쳐 그 효과가 과학적으로 검증되었으며, 그 효과는 중국의 유명한 화동의원에서 모든 환자 200명을 대상으로 실시한 임상실험을 통해서도 알 수 있었습니다. 암과 같은 난치병까지도 극복했다는 애용자들의 체험담을 우리나라의 환우들과 공유해야겠다는 사명감으로 본 책을 출판하기에 이르렀습니다.

아무리 훌륭한 의사를 만나도 내 몸에 자연치유력이 없다면 병을 이길 수 없다고 공감하시는 분들게 참고가 되기를 바랍니다.

저자소개

데무라 히로시 [저]

1934년 일본 미야기현에서 태어나 도호쿠대학교 의대를 졸업한 후 미국 유타대학교와 코넬대학교 의대에 유학, 의학박사 학위를 취득했다.

도쿄여자의과대학 교수, 일본 내분비학회 이사장, 후생성 중앙약사심의회 위원을 역임했으며 현재는 도쿄여자의과대학 명예교수, 니시신주쿠플라자클리닉 명예원장으로 재직 중이다.

주요 저서로는 『스트레스와 호르몬』 『호르몬 밸런스의 신비』 등이 있다.

〈목 차〉

Chapter1 육아 · 출산 체험수기

1. 전수현 체험수기

2. 좌담회 – 어린이와 〈세이겐〉

1) 결혼 후 2년 6개월이 지나도 아이가 생기지 않아...

2) 카와사키병도 말끔히 극복하고 지능도 향상

3) 뒤에서 1,2등을 다투던 아들이 전교 수석으로 졸업

4) 산만했던 아들이 명문교인 케이오고등학교에 합격

5) 산부인과에서도 깜짝 놀랄 정도로 양수가 깨끗해...

6) 출생 시 체중 596g이던 초미숙아가 〈세이겐〉으로 정상아로...

3. 육아 · 출산 체험수기

1) 무배란증을 극복

2) 사랑스러운 첫손자, 감동과 신비 그 자체

3) 나는 엄마 뱃속에 있을 때부터 〈세이겐 베이비〉

4) 열성 경련 극복

5) 쌍둥이를 임신하고 난소낭종을 극복

6) 저는 〈세이겐 베이비〉입니다.

7) 큰 딸의 생리통이 사라지고 생리 주기도 정상으로...

8) 불규칙했던 생리가 정상으로...

9) 선천성 소아마비, 뇌에도 장애가...

10) 어머니가 보내준 선물

11) 자폐증을 고친 손자

12) 아들의 다운증후군이 개선

13) 다동증, 연구개열 등 여러 장애를 안고 태어난 아들

14) 유아의 시력 · 체력이 믿을 수 없을 만큼 개선

15) 6살 아들의 고지혈증이 개선

난치병, 암을 극복한 체험담 2권

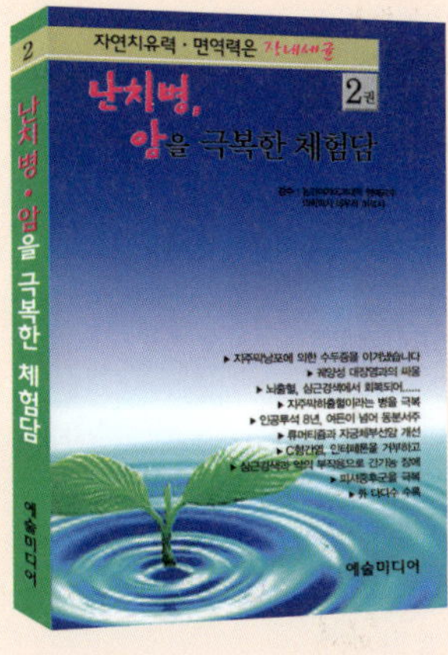

"암, 난치병을 극복하기 위한 첫 단계는 장내 세균을 유익균(有益菌)으로 다스려 자연치유력(면역력)을 높이는 것입니다."

일본, 미국 등의 선진국에서는 이미 오래 전에 장내 세균의 중요성에 대해 깨달았으며 지금으로부터 약 1세기 전 일본의 시혼간지(西本願寺)파 제 22대 법주인 오오타니 코우즈이(大谷光瑞)법사는 불교 경전인 대반열반경(大般涅槃經) 속에서 "제호"와 그것을 제조하는 과정을 발견하였습니다. 이 제조법을 바탕으로 68년 전 공서배양법(共棲培養法)을 국제발명특허하고 제품화 한 것이 바로 [세이겐]입니다. 국제적 연구기관인 일본 국립 이화학연구소, 미국 뉴 호프 의학연구소, 일본 국내 5개 대학 및 연구소를 통해 18년에 걸쳐 그 효과가 과학적으로 검증되었으며, 그 효과는 중국의 유명한 화동의원에서 모든 환자 200명을 대상으로 실시한 임상실험을 통해서도 알 수 있었습니다. 암과 같은 난치병까지도 극복했다는 애용자들의 체험담을 우리나라의 환우들과 공유해야겠다는 사명감으로 본 책을 출판하기에 이르렀습니다. 아무리 훌륭한 의사를 만나도 내 몸에 자연치유력이 없다면 병을 이길 수 없다고 공감하시는 분들께 참고가 되기를 바랍니다.

저자소개

데무라 히로시 [저]

1934년 일본 미야기현에서 태어나 도호쿠대학교 의대를 졸업한 후 미국 유타대학교와 코넬대학교 의대에 유학, 의학박사 학위를 취득했다.

도쿄여자의과대학 교수, 일본 내분비학회 이사장, 후생성 중앙약사심의회 위원을 역임했으며 현재는 도쿄여자의과대학 명예교수, 니시신주쿠플라자클리닉 명예원장으로 재직 중이다. 저서로는『스트레스와 호르몬』『호르몬 밸런스의 신비』등이 있다.

〈목 차〉

자연치유력 · 면역력은 장내세균

난치병, 암을 극복한 체험담 3권

〈목 차〉

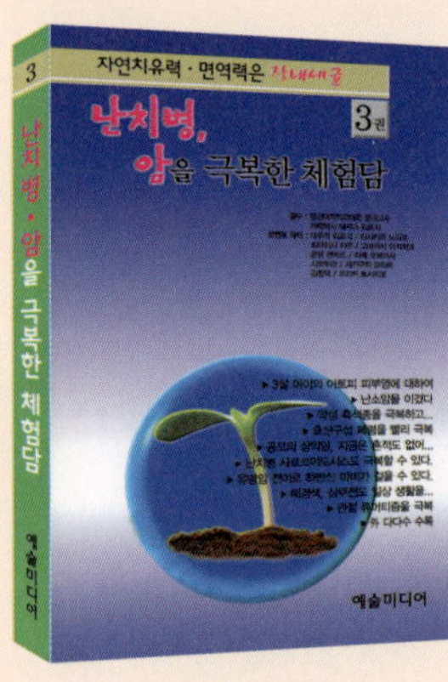

자연치유력 · 면역력은 장내세균

난치병, 암을 극복한 체험담 4권

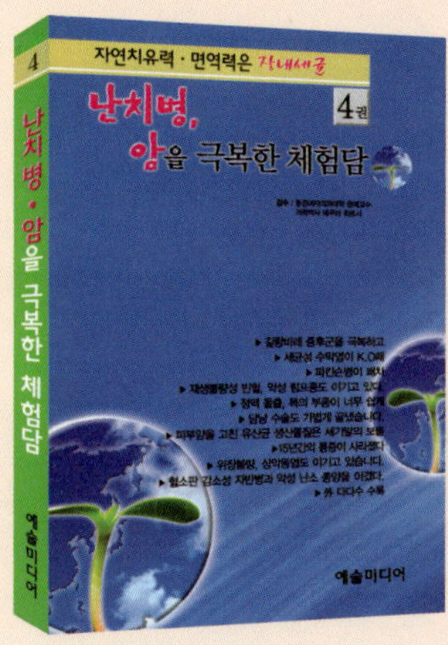

〈목 차〉

자연치유력 · 면역력은 장내세균

슈퍼 서플리먼트 유산균 생산물질 15년 임상보고서

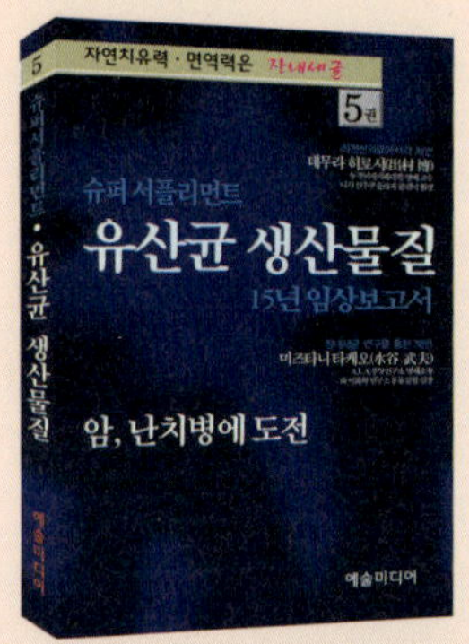

"암, 난치병을 극복하기 위한 첫 단계는 장내 세균을 유익균(有益菌)으로 다스려 자연치유력(면역력)을 높이는 것입니다."

일본, 미국 등의 선진국에서는 이미 오래 전에 장내 세균의 중요성에 대해 깨달았으며 지금으로부터 약 1세기 전 일본의 시혼간지(西本願寺)파 제 22대 법주인 오오타니 코우즈이(大谷光瑞) 법사는 불교 경전인 대반열반경(大般涅槃經) 속에서 "제호"와 그것을 제조하는 과정을 발견하였습니다. 이 제조법을 바탕으로 68년 전 공서배양법(共棲培養法)을 국제발명특허하고 제품화 한 것이 바로 [세이겐]입니다. 국제적 연구기관인 일본 국립 이화학연구소, 미국 뉴 호프 의학연구소, 일본 국내 5개 대학 및 연구소를 통해 18년에 걸쳐 그 효과가 과학적으로 검증되었으며, 그 효과는 중국의 유명한 화동의원에서 모든 환자 200명을 대상으로 실시한 임상실험을 통해서도 알 수 있었습니다. 암과 같은 난치병까지도 극복했다는 애용자들의 체험담을 우리나라의 환우들과 공유해야겠다는 사명감으로 본 책을 출판하기에 이르렀습니다.

아무리 훌륭한 의사를 만나도 내 몸에 자연치유력이 없다면 병을 이길 수 없다고 공감하시는 분들께 참고가 되기를 바랍니다.

공동저자 소개

데무라 히로시 [저]

1934년 일본 미야기현에서 태어나 도호쿠대학교 의대를 졸업한 후 미국 유타대학교와 코넬대학교 의대에 유학, 의학박사 학위를 취득했다. 도쿄여자의과대학 교수, 일본 내분비학회 이사장, 후생성 중앙약사심의회 위원을 역임했으며 현재는 도쿄여자의과대학 명예교수, 니시신주쿠플라자클리닉 명예원장으로 재직 중이다. 저서로는 『스트레스와 호르몬』 『호르몬 밸런스의 신비』 등이 있다.

미즈타니 타케오 [저]

동경농공대학 농학부 수의학과 졸업. 장내 세균과 생체에 관한 연구 전문. 일본무균생물 노토바이올로지학회 이사, 일본 암학회 회원, 일본 소화기 암 발생학회 회원, 일본 면역학회 회원 등

이시카와 노부코

제국여자의학 약학 전문학교 의학부(현 동방의대)졸업, 산부인과–내과의사. 현재 신세이 클리닉 원장

히사타 다카

동경여자의전(현 여자의대)이비인후과 졸업, 치바시에서 이비인후과를 개원 후, 치바시 의사회 이사, 일본 여의사회 등에서 중직 역임. 자연의학 임상예방연구소 상담의

오노다 시게루

동경치과대학 졸업. 일본 치과 동양의학회 이사, 인정의. 일본 전신교합학회 인정의 일본 대체상보. 전통의료 연합회 회원. 현재 오노다 치과의원 원장

고바야시 아키히코

나고야 시립대학 의학부 졸업, 의료분야뿐 아니라 교육, 심리, 정신방면에서도 폭넓게 활동 중. 현재 이마이케 내과 심료내과 원장

와타나베 요시노리

야마나시의과대학 졸업. 미국 Duke대학 신경과학연구센터 유학. 전문은 정신과, 현재 히모로기마음 클리닉 (동경 스가모)이사장 등

세키구찌 모리에

군마대학 의학부 졸업. 동경여자의대 의국. 독일 유학. 동경여자의대 교수. 신슈대학 내과 교수. 현재 아카사카 세키구찌 클리닉 원장

카네우치 쵸지

동경농공대학 졸업. 동경대학 농학부 대학원 수료. 이화학연구소 미생물 계통 보존실 실장. 아자부대학 명예교수, 일본수의 공중위생학 공로상 수상

〈목차 CONTENTS〉

제 1 부 최전선 의료에서의 제언

제3장 미즈타니 보고서 : 유산균 생산물질 '바이오퍼멘틱스'의 연구실적

■ 대장암

종양 발생률 약 30%억제, 평균 종양수와 크기도 줄어들다.

■ 발암물질

'바이오퍼멘틱스'의 양을 늘리는 것으로, 발암 물질에 대항하는 항변이원 작용도 파워업!

■ 당뇨병

포도당 단백질과의 결합을 저해하고, 합병증을 예방. 혈당치는 약 30% 억제

■ 고혈압

'바이오 퍼멘틱스' 단 1회 투여로 확실한 혈압 하강 작용 확인.

■ 알레르기 질환

만성기관지천식의 원인인 류코트리엔(leukotriene)류를 억제!

■ 간·신장 기능 장애

간장에서 AST(GOT)·ALT(GPT)를 약 70%,

신장에서 BUN을 약 30% 억제

■ 류머티즘성관절염

자기면역성 관절염에 대한 '바이오 퍼멘틱스'의 투여 효과

■ 창상 치료

상처의 회복력이 빨라짐

■ 활성산소의 억제

과잉 활성산소를 제거하고, 혈액 중 과산화지질도 45% 억제

■ 면역 조절 작용 ①

분비형 IgA의 유도

■ 면역 조절 작용 ②

종양세포의 증식 억제

■ 면역 조절 작용 ③

'바이오 퍼멘틱스'에 포함되어 있는 면역 조절 작용 물질 검토

■ 스트레스 억제

스트레스에 있어서의 '바이오 퍼멘틱스' 투여 효과

■ BF 구성물질의 특정

감수 / 이준호

1판 1쇄 인쇄 / 2008년 11월 17일
1판 1쇄 발행 / 2008년 11월 22일

발행처 / 건강다이제스트사
발행인 / 이 정 숙
디자인 / 김 향 은

출판등록 / 1996. 9. 9
등록번호 / 03 - 935호
주소 / 서울특별시 용산구 효창동 5-3호 대신 B/D 3층(우편번호 140-896)
TEL / (02) 702 - 6333 FAX / (02) 702 - 6334

값 10,000 원
ISBN 978 - 89 - 7587 - 059 - 0 03510